The CBT Workbook for Mental Health

Evidence–Based Exercises to Transform Negative
Thoughts and Manage Your Well–Being

认知行为疗法手册

积极思维成就幸福人生

编　著〔美〕西蒙·A.雷戈
　　　　　　莎拉·法德
主　译　李　海
副主译　谢方威　赵　朔
主　审　王建平

U0339466

天津出版传媒集团
天津科技翻译出版有限公司

著作权合同登记号:图字:02-2022-294

图书在版编目(CIP)数据

认知行为疗法手册:积极思维成就幸福人生/(美)
西蒙·A.雷戈(Simon A. Rego),(美)莎拉·法德
(Sarah Fader)编著;李海主译. —天津:天津科技
翻译出版有限公司,2024.5
书名原文:The CBT Workbook for Mental Health:
Evidence-Based Exercises to Transform Negative
Thoughts and Manage Your Well-Being
ISBN 978-7-5433-4441-9

Ⅰ.①认… Ⅱ.①西… ②莎… ③李… Ⅲ.①认知-
行为疗法-手册 Ⅳ.①R749.055-62

中国国家版本馆 CIP 数据核字(2024)第 049892 号

授权单位:Callisto Media, Inc.
出　　版:天津科技翻译出版有限公司
出 版 人:刘子媛
地　　址:天津市南开区白堤路 244 号
邮政编码:300192
电　　话:022-87894896
传　　真:022-87893237
网　　址:www.tsttpc.com
印　　刷:天津新华印务有限公司
发　　行:全国新华书店
版本记录:710mm×1000mm　16 开本　9.5 印张　160 千字
　　　　　2024 年 5 月第 1 版　2024 年 5 月第 1 次印刷
　　　　　定价:58.00 元

(如发现印装问题,可与出版社调换)

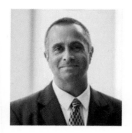

Simon A. Rego 心理学博士,执业临床心理学家,从事认知行为疗法和其他循证心理治疗长达25年。他是纽约布朗克斯区阿尔伯特·爱因斯坦医学院学术医疗中心和大学医院–蒙特菲奥雷医疗中心心理学主任、心理学培训主任和认知行为疗法培训项目主任,同时也是阿尔伯特·爱因斯坦医学院精神病学和行为科学副教授。该学院是美国医学教育、基础和临床研究的领先机构之一。

Rego 博士是美国专业心理学委员会认证的认知行为心理学专家,加拿大认知行为治疗协会认证的认知行为治疗专家,以及认知行为治疗学院认证的认知行为治疗培训师/咨询师。他是美国认知行为心理学会、认知行为疗法协会,以及认知行为疗法学会的研究员,同时也是美国焦虑和抑郁协会的创始临床研究员。他被列入《美国名人录》和《医学学术名人录》,并获得 2008 年纽约州心理学会颁发的杰出早期职业心理学家奖,2015 年罗格斯大学应用和职业心理学研究生院颁发的彼得森奖,以及 2018 年美国焦虑和抑郁协会颁发的 Jerilyn Ross 临床医生倡导者奖。

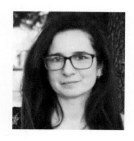

Sarah Fader 非营利性组织 Stigma Fighters(意为"反污名斗士")的联合创始人,该组织鼓励精神疾病患者分享其个人故事。《纽约时报》《华盛顿邮报》《大西洋》《石英》《今日心理学》《赫芬顿邮报》《赫芬顿邮报直播》和《纽约好日子》都相继进行了报道。

当代社会中，快节奏的生活、高强度的工作压力和不可避免的挑战使人们的心理健康面临着巨大的挑战。然而，幸福并不是遥不可及的梦想，而是一个每个人都可以追求和实现的目标。

认知行为疗法（CBT）作为一种在临床实践和个人发展领域广泛应用的治疗方法，已被证明是提高心理健康和幸福感的有效工具。《认知行为疗法手册：积极思维成就幸福人生》是一本实用的心理学指南，为读者带来基于科学研究的 CBT 理论和实践准则。本书通过清晰易懂的语言和丰富的案例，指导读者如何识别并改变负面思维模式，帮助读者应对焦虑、压力等负面情绪，通过自我观察、实践和反思等方法，提升自我价值和自信心，并培养积极的心态和行为习惯。虽然深入地学习 CBT 并将理论知识转化为实践，需要花费一定的时间和耐心，但本书的每一页都值得仔细阅读，因为它为你带来的改变将是真实而持久的。

为了使本书能够如实再现作者的见解和经验，译者不仅在语言方面进行了准确而流畅的转译，还力求保留原作中所蕴含的精神。因此，你拥有的不仅仅是一本译作，更是作者真挚情感的延伸，一份能够引导和激励你实现内心愿望的实用指南。在阅读过程中，陪伴着你的是一群充满善意的作者和译者，他们愿意与你分享他们的知识和经验，帮助你克服生活中的困难。他们相信，每个人都有改变和成长的潜力，只要充分理解 CBT 的工作原理并持续实践所学，你的生活会更加充实和幸福。

最后，我衷心希望本书能够为广大读者带来启发和帮助，在日常生活中拥有更多的快乐和满足。感谢你对心理学及其在幸福追求上的应用的兴趣,我相信本书将成为你心理健康和幸福之路上的有益伴侣。

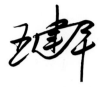

教授(二级),精神医学医师

北京师范大学心理学部临床与咨询学院副院长

中国心理卫生协会 CBT 专委会副主任委员

中国心理学会临床心理学注册工作委员会第四届和第五届常委

国际认知治疗学院(ACT)会士和认证治疗师

Beck 研究所国际顾问委员会委员

2024 年 3 月

　　生活充满了挑战，成长之旅中也难免会有曲折，因此，我们都可能面临心理健康问题，然而，正是通过克服这些阻碍，我们才能得以蜕变并不断成长。思维潜移默化地塑造了我们对自己、周围世界和未来的看法，进而影响了我们的行为。相反，通过改变不良的思维和行为，可以改善情感体验和行为反应，这正是CBT的核心原则。CBT已经在广泛的研究中被证实有效，不仅有助于解决特定心理健康问题，还能够增强个体的心理韧性，帮助我们应对生活中的日常挑战，例如，处理压力、改善人际关系、管理愤怒、克服拖延和自卑感等。

　　本书是一本实用的工具书，不仅帮助你理解CBT的核心概念，还提供一系列实用的技巧和练习。在这本书中，你将深入了解情感、思维和行为之间的相互关系。通过反思、练习和案例分析，你将学会如何识别负面思维模式，并将其转化为积极的思考方式，从而改善心理健康和生活质量。

　　作为译者，我和我的团队致力于将这本书的内容呈现给更多的读者。我们深知，虽然CBT在西方国家已经被广泛应用，但在国内仍然不够普及。因此，通过翻译这本书，我们希望能够让更多的国内读者了解到这种治疗方法，并从中受益。在翻译这本书的过程中，我们面临一些挑战。由于中西方文化的不同，有些概念在翻译时需要做出一些调整，以确保读者能够更好地理解。我们也对一些专业术语进行了适当的解释，以帮助读者更好地掌握书中的知识。因水平有限，错漏难免。如果在阅读过程中发现任何问题或有改进的建议，非常欢迎您的反馈和纠正。

　　最后，我要感谢所有参与这个项目的人员。他们在翻译、校对等方面都付出了巨大的努力。我还要感谢本书的原作者Simon A. Rego博士和Sarah Fader女士，他们为我们提供了宝贵的知识和充满智慧的实用练习。

　　希望这本书能够为你带来启发和帮助，陪伴你在心理健康旅程中寻找内心的平静,创造更积极、更幸福的生活。

　　祝愿你身心健康!

主任医师,医学博士,国家心理咨询师

南方医科大学康复医学院作业治疗学系主任

2024 年 3 月

　　本书是送给所有对个人成长和改变的可能性持开放态度的读者的礼物。心理学家 Simon A. Rego 和非营利性组织 Stigma Fighters 的联合创始人 Sarah Fader 共同编写了这本生动、温暖、实用又独特的 CBT 简易指南。

　　在过去的几十年里，心理健康领域最令人振奋和最有影响力的创新便是一系列实用、专注于目标且经过充分研究的短期心理疗法。而在所有这些循证疗法中，CBT 拥有最广泛的证据基础。

　　目前，CBT 的技术和原则被广泛用于治疗，如社交焦虑、抑郁症、创伤后应激障碍、强迫症、饮食障碍和药物使用障碍等疾病中。但 CBT 的好处远远超出了临床范畴。事实证明，CBT 对诸如压力、紧张的人际关系、愤怒和自卑等生活常见问题也很有效，而这也是本书所涉及的几个重要主题。CBT 越来越多地被纳入学校教育和职场培训中，它在提高日常生活质量方面具有非常高的价值。

　　作为一个经常给患者（和我自己！）开出"阅读疗法"的精神科医生，这本书的出版令我十分欣慰。我相信在仔细阅读本书后，那些最初持怀疑态度的读者和目前被生活重担所累、视日常工作为苦差的人也能有所收获。本书的内容引人入胜，令人鼓舞，而且不加评判，既不会对读者指手画脚，也不会脱离实际生活。本书提供了大量有创意且可行的练习，每一个练习都由简单的介绍和说明引入，并提供了预计完成时间。对许多读者来说，贴心的提示和有趣的练习可以帮助他们形成积极的思维方式，为更健康的生活打好基础。

我由衷地感谢作者们提供了丰富的实用性建议和具体步骤来帮助读者学习 CBT 技能,以踏上更加幸福的人生之路。

Jonathan E. Alpert

医学博士,哲学博士

多萝西和马蒂·西尔弗曼大学精神病学和行为科学系主任

精神病学、神经科学和儿科学教授

蒙特菲奥里医疗中心

阿尔伯特·爱因斯坦医学院

精神科主任医师

我们可能很少意识到，是我们的思想影响着我们对自己、对周围世界和对未来的感受，思想还影响我们的行为。既然你开始学习使用这本书，说明你有可能已经意识到你的思想和行为对你的生活产生了负面影响，并且你已经准备好做些什么了。非常好！

CBT是这本书的练习基础，它是一种谈话疗法，CBT的基本前提是，通过改变思想和行为，从而改变感觉。在这本书中，你不是与治疗师交谈，而是用笔记录下自己的所思所想。你还会被鼓励进行某些尝试，其中一些尝试可能会超出你的舒适区，但改变往往来自尝试新事物。

CBT已被发现对患有焦虑、抑郁、成瘾、应激障碍（如创伤后应激障碍、强迫症）和其他心理问题的患者有帮助。如果你属于这些类别之一，阅读本书会有所收获。当然，不一定要患有某种精神障碍才能得益于CBT。当你在日常生活中进行练习时，CBT可以帮助你降低压力，提高自尊并且更加自信。

CBT能够引起许多人的共鸣，是因为它可以提供让人自我感觉更好的实用技能。例如，我们可能认为别人对我们有一些负面的想法，因而感觉很糟糕。或者尽管没有证据，我们总认为最坏的事情会发生（例如，"如果我坐飞机，飞机会坠毁"）。在CBT中，这些属于认知歪曲。在这本书中，你将有机会练习CBT技能，通过学习识别和纠正认知歪曲，你将有一个更清晰、更平衡的思维方式，这可以改善你的消极情绪，促使你去做一些之前可能不愿意做的事。而CBT能引起共鸣的另一个原因是它以解决方案为导向，重点是改变不良的思维模式和行为，解决可能遇到的问题，并实现你的重要目标，从而帮助你感觉更好。在这本书中，你将了解到CBT的灵活多样性，并亲身感受到它在帮助提高幸福感方面的强大作用。

如何使用本书

本书中的讨论和练习旨在帮助你识别消极想法和问题行为，并将它们转化为积极且富有成效的思想和行为。书中讨论的常见问题包括：维系人际关系；压力、焦虑和愤怒；愧疚和羞耻等。本书也提供了各种技巧和练习，以帮助你更好地处理这些问题。

这些练习每次需要10~30分钟，需要在日常生活中定期练习。如果你每天都花一些时间来练习，几乎能立即体会到其益处，而CBT的妙处在于多练习也没有坏处。所以请随时、经常地使用这些技巧。

我们建议你在刚拿到这本书的时候逐章阅读，因为后面的一些内容可能会建立在前面某些内容的基础上。你会看到各种练习，如思想记录、冥想、写日记等。有些练习可能会使你产生更多的共鸣，但我们鼓励你把所有不同的练习都尝试一次，以便知道哪些练习对你最有效。相信你会发现许多练习都是有益的。可以把这些练习作为你的常用工具，当生活不可避免地给你带来挑战性事件时，可以直接使用这些技巧。如果你特别喜欢某一种方法，可以不断地使用它。如果你不喜欢某一种方法，就不要强迫自己去应用。本书的重点是为读者提供有效的帮助，所以当你练习完所有的技巧后，就可以按照自己的喜好随心翻阅。

我们相信，通过投入时间进行这些简短的练习，你会发现你的思维、感觉和行为方式发生了积极的变化。因此，要想学习CBT技巧，并深入了解CBT如何改善思维模式和生活，首先从快速理解CBT开始。

致谢

感谢 Callisto Media 公司优秀的团队对本项目的支持和指导。感谢 Sarah 为该项目提供的帮助，并且在本书写作过程中为如何克服拖延症树立了榜样。感谢 Simon A. Rego 在认知行为疗法领域的宝贵洞见。感谢心理健康倡导团体的支持。感谢心理学家 Aaron Beck 和 Albert Ellis 博士等，他们推广了认知行为疗法的应用。最后，真诚地希望通过阅读此书，读者的心理更加健康！

感谢我的父母，Barbara Rego 和 Tony Rego，在我成为一名认知行为心理学家的漫长道路上给予我坚定的支持。

感谢我的患者，特别是纽约布朗克斯区的患者，他们的坚韧和决心每天都在激励着我。还有我的妻子 Adriana 和两个儿子 Diego 及 Sebastian，他们每天都在提醒我生命中最重要的东西是什么。

——Simon A. Rego

感谢我的父母，Elizabeth Fader 和 Jeffrey Fader，以及我的孩子们，Ari 和 Samara。还有所有那些希望通过改变思维方式来改善生活的人。

——Sarah Fader

目 录

共同交流探讨
守护心灵健康

■·■ 智能阅读向导为您严选以下专属服务 ■·■

 加入【读者社群】　与书友分享阅读心得，
交流探讨CBT知识与练习经验。

领取【推荐书单】　推荐医学科普好书，
助您收获健康人生。

操作步骤指南

微信扫码直接使用资源，无需额外下载任何软件。如需重复使用可再扫码，或将需要多次使用的资源、工具、服务等添加到微信"收藏"功能。

扫码添加
智能阅读向导

了解认知行为疗法 01

人们思考问题的方式及选择做什么或不做什么,对他们的情绪有很大影响,反之亦然。认知行为疗法(CBT)是心理治疗的一种形式,它可以帮助你理解自己的想法和行为如何影响你的感受。CBT 起源于 20 世纪 60 年代,宾夕法尼亚大学著名的精神病学家 Aaron Beck 博士将其命名的认知疗法和已经建立的行为疗法相结合,最初用于治疗抑郁症,这种方法最终被称为 CBT。

CBT 能使任何应对日常生活挑战的人们受益，此外，从 20 世纪 60 年代以来，它被研究并运用于治疗包括焦虑和抑郁在内的一系列心理健康障碍。研究表明，它在缓解症状，提高生活质量、享受度和满意度方面和药物一样非常有效。例如，刊登在《临床心理学综述》（*Clinical Psychology Review*）上的一篇研究发现，在接受 CBT 治疗后，焦虑症的治疗反应率平均为 49.5%，随访时为 53.6%。其他研究发现，CBT 对社交焦虑症的治疗反应率为 50%~75%，对原发性失眠的治疗反应率为 70%~80%。在许多情况下，如治疗重度抑郁症、恐慌症和强迫症，CBT 与药物联合使用可以最大限度地发挥其益处，并且在治疗后的 2 年内仍然能够保持显著的治疗效果。总而言之，基于 50 多年的研究，CBT 毫无疑问是治疗许多心理健康问题的成熟、安全且有效的选择。

大多数专家都同意 CBT 应是治疗师为寻求谈话治疗的患者使用的首选方法，因为有更多证据表明 CBT 比任何其他形式的心理治疗都有效。与其他形式的谈话疗法不同，CBT 是短期的、以目标为导向的。虽然存在一些例外，但许多人会在 3~5 个月进行 12~20 次 CBT 治疗，每周 1 次，每次 45 分钟。在进行 CBT 治疗时，要基于当下设置实际的目标，从而获得更加舒适的感觉、过上更加充实的生活。CBT 的重点是通过学习新的技能来改变消极的思维模式和行为，从而改善情绪和生活质量。

在某些情况下，由受过 CBT 培训的治疗师来指导完成治疗过程会非常有用。然而，在许多情况下，当事人在疗程之间练习的意愿（即动机和承诺）是治疗能够成功的原因。因此，你可以单独使用这本练习手册，或者如果你正在接受治疗，可以将它当成"家庭作业"。无论是哪种方式，也许 CBT 中最有效的环节就是投入时间来进行练习。一旦学会了，你培养出的 CBT 技能将使你有足够的信心独自应对未来的生活挑战。

〔CBT 是如何发挥作用的？〕

如前所述，CBT 依靠实际工具来帮助你改变想法和行为以应对复杂的情绪。这种疗法可以帮助你深入了解你可能没有意识到的思维和行为模式。同时，它可以帮助你专注于做出改变，如通过学习区别理性思维和感性思维（然后将它们整合在一起），同时学习建立新的行为模式。对于一些人来说，这并不是直观的。请记住，CBT 是一种基于技能的方法，就像学习任何新的技能一样，需要时间才能熟练掌握。

在我们继续之前,让我们来了解关于 CBT 的两个"神话":

01 CBT 并不是关于积极的思考

它是关于理性的思考。有时候生活是不积极的,正因如此,我们必须从根本上接受这一点,然后决定接下来要做什么。

02 CBT 不会教你忽视自己的感受

CBT 正是关于你的感受! 然而,重点是要清楚地了解你的感受如何影响你的思想和行为,反之亦然,因为影响感受的最简单的方法就是专注于思想和行为。

CBT 提出,我们在思考诸如情绪推理之类的事情时经常会犯错误。假设你因为朋友没有回电话或短信而紧张,你可能会断定朋友在生你的气。即使你不知道朋友的真实想法,你也会对朋友生你气的这一信念做出情绪反应。然后你可能会回避这个朋友或者不回他们的电话。这里的问题是你再也没有机会证实你的想法,如果你的朋友真的是出于某种原因生你的气,那就更不能纠正这种情况了。结果,你错过了纠正机会,而有问题的信念和行为模式持续存在。

CBT 教你如何识别认知歪曲,帮助你确认你的信念是否准确,如果不准确就转变它们。思维记录在这里通常很有帮助。如果你咨询 CBT 治疗师,他们会让你写下你的自动思维(在这个例子中,自助思维即"我的朋友生我的气"),然后确认哪些认知歪曲可能会影响这些想法,以及你有哪些证据能够支持或反对这种信念。

在情绪主导的情况下,要弄清楚什么是真实的,什么是扭曲的,可能会非常有挑战性。然而,如果你能冷静下来,仔细审视你的想法,你可能会发现实际上你并不知道朋友是否生你的气,因为你没有问过。你可能会意识到你正在使用"读心术"。不主动去问,你就无法知道别人在想什么,因为你是无法读心的。一旦你认识到自己出现了认知歪曲,你就可以重构这个想法(例如,将它变成一个更加平衡、理性和现实的想法)。请记住,这与积极思考是不同的。这里的目标是尽可能客观、准确地思考问题,甚至可以在现实中检验你的想法,以便你去确认或反驳它们。例如,你可以询问你的朋友是否真的在生你的气。

‖ 什么是行为激活?

在 CBT 中,行为激活是一种最初用于治疗抑郁症的技术。这可以提高你对带来成就感或愉悦感活动的参与度。参与愉快或富有成就感的活动可以帮助改变你的思维和感受方式,并且通常可以激励你去做更多的活动。参与行为激活可以帮助你了解行为如何影响情绪和想法。也许你对即将到来的考试感到焦虑,并一直认为自己会失败。你本应该参与到一个学习小组中,但你认为这无济于事。与其专注于消极想法并拒绝进入学习小组,或者做一些无益的事情来分散自己的注意力,不如一步一步来做:整理学习材料、离开家、上车、来到学习地点、和你的学习小组成员打招呼、分享你对考试的担忧,然后学习。你采取的每一步都表明你有能力采取行动,因而你会感觉良好,并且使得下一步更加顺利。然后你可以祝贺自己达成了目标。尽管这似乎是一项艰巨甚至不可能完成的任务,但你成功了! 为考试而学习也有可能让你感觉更加良好。

[CBT 可以用来做什么?]

　　每个人都可以从 CBT 中受益。虽然它以治疗焦虑和抑郁等问题最为知名,但 CBT 还有许多其他应用。例如,你可能正在与侵入性的想法或强迫行为做斗争,这些行为影响了你的日常工作或在某些情况下的能力。如果是这样,使用 CBT 技能可以帮助你解决这些问题。CBT 的一些用途可能会让你感到惊讶。这是一套用途广泛的技能,它可以改善许多不同的问题,并在日常生活中为你提供支持。以下只是你可能学习 CBT 的一小部分原因。

‖ 增强自尊和自我接纳

　　CBT 是一个可以用来了解自己、了解情绪触发点,以及常见认知歪曲的很好的工具。一旦意识到自己有消极思维模式,你就可以思考哪些想法是有意义的,哪些想法是可以忽略的。当你能够更好地处理侵入性负面想法时,你就可以对更有益的想法采取行动,从而获得更多的自信。当你更自信的时候,你的自尊心就会增强。此外,当朝着对你有意义的目标前进时,你会体验到成就感和幸福感,这也会增强你的自尊。你的情绪将不再控制行为,你会有意识地对如何前进做出选择。当然,我们不能改变和曲解我们自己和生活的某些方面。但幸运的是,CBT 也是一个很好的工具,可以帮助我们学会接受自己和生活中那些不尽如人意的一面,同时仍让自己感觉良好。

▌维系人际关系

　　CBT 可以帮助你学习如何更好地与生活中重要的人交流。当你和朋友、同事、重要的人,甚至是陌生人交谈时,你可以学会如何不针对个人地进行沟通。在任何类型的关系中,沟通都可能具有挑战性。运用 CBT,你可以更清楚地意识到在与他人交流时出现的任何认知歪曲。我们很多人经常陷入的认知歪曲是"读心术",即我们假设自己知道某人在想什么或有什么感觉,而不是去问那个人是否有这样的想法。当你学会 CBT 技能时,你将知道如何捕捉、质疑和改变这种歪曲,并找到积极主动的方式与他人进行有效沟通。

▌管理压力、焦虑和愤怒

　　生活充满了压力,其中一些压力让我们焦虑、愤怒。或者只是单纯给我们一种压力感。我们都有自己独特的压力来源。CBT 提供了识别问题和管理问题的具体方法。例如,你可能会有焦虑,并设想在特定情境下会发生最坏的情况,这就是所谓的灾难化思维。你可以运用 CBT 技能学习如何捕捉、质疑和改变这种认知歪曲。在了解认知歪曲后,当处于一个会引起压力、焦虑或愤怒的情况下时,你就能够更轻松地识别它们。当你面临这些情况时,CBT 可以帮助你回到合理的心态,并且选择最有效的行动。

▌放下愧疚和羞耻

　　愧疚和我们对做过或没有做过的事情感到后悔有关。虽然几乎每个人都对生活中的某些事情感到愧疚和后悔过,但你无法改变过去。最好的做法是检查这些想法和感觉是如何影响现在的,对你过去的行为负责,并且利用 CBT 技能捕捉、质疑和改变与愧疚相关的想法,释放愧疚的感觉。CBT 技术可以帮助你认识导致你愧疚的想法,以及如何重新构建它们,这样你就能够以更平衡的方式看待事情,并根据需要做出回应。当你感到羞愧时,通常是因为你认为自己违反了一种社会规范。有时,我们从内心感到羞耻;有时,外部力量试图让我们感到羞耻。CBT 教会我们,过度羞愧往往是认知歪曲的产物,即使事实并非如此,纠缠于此也往往无济于事。因此,你越是学会识别你的羞耻感,就越能更好地开始重塑你的思想和采取有效的行动来帮助减少羞耻感。

▌应对源源不断的欲望

　　那些与持续的欲望做斗争的人——无论是对药物、酒精(乙醇)或食物等物质的渴望,还是对诸如购物、赌博,甚至极限运动等其他潜在问题行为的冲动——都可以从学习 CBT 中受益。CBT 可以辅助药物滥用问题和相关心理健康问题的治疗(在这一点上,CBT 通常与药物联合使用),也可以单独用于对抗尚未达到临床严重程度的问题性渴望和冲动。你将学习如何识别和管理触发因素,以及与你的渴望相关的情绪、思想和行为,并将其分解进行分析。这样就可以更好地理解如何应对你的渴望和冲动,并做出不同的选择。

‖ 管理心理障碍

　　CBT 是一种短程的、关注当下的、结构化的方法,使面对心理问题的人可以通过改变思维过程和行为模式来改变其感受。这种结构化的治疗方法对于指导人们如何控制症状和过上更充实的生活是非常有帮助的。虽然 CBT 可以帮助人们控制其心理症状,但可能需要本书以外的东西来帮助他们改善情况。如果你已经在接受治疗,本书不应该被视为治疗或服用处方药的替代品。相反,应该将其作为一种补充工具来增强你的治疗效果。无论本书是治疗师推荐的,还是你自己发现的,最好让你的治疗师知道你有这本书,以及你打算什么时候开始使用它。

[十大认知歪曲]

　　熟悉认知歪曲是本书中十分重要的部分。你需要了解这些认知歪曲来练习认知重塑,这涉及识别、质疑和改变你对某事的想法。认知重塑会改变你对某个触发因素的情绪反应,并扩大可以采取的应对行动的范围。你可以对此页面进行标记或拍照,以便在练习时可以参考这些认知歪曲(书后附有"十大认知歪曲"简表)。我们重点关注的 10 种认知歪曲如下。

01 "全或无"思维(也称黑白思维)

　　当这种认知歪曲出现时,你会发现自己会使用"总是""一切"或"从不"这样的词。比方说,你在去开会的路上车坏了,你可能会说,"这总是发生在我身上"或"一切都搞砸了"或"事情从来不会按我的计划进行!"重要的是要意识到有中间地带。很可能你的车并没有经常出故障,有时事情也确实如你所想。是的,车坏掉的确糟糕,但这并不意味着一切都是一团糟。

02　过度概括

在出现这种认知歪曲的情况下，你会将某件事视为永恒模式的一部分。这样一来，你可能会因为一件事出错而认为情况无望。例如，你在一门课的一次考试中表现很差，所以你认为，"我这门课会不及格"。或者新工作中的一个同事对你不友好，所以你认为所有的同事都会这样。

03　心理过滤

当你的心理过滤器开启时，你会忽略所有正在发生的好事，只关注坏事。也许你在课堂上写了一篇很好的论文，但教授圈出了几个拼写错误。你关注的便只是错误，而不是教授同时做出的几条正面评价。

04　否认积极性

虽然在只关注消极因素这一点上与心理过滤相似，但不同之处在于此时你会主动剔除积极因素，因为你认为它不算数或不太可能重现。例如，你做了一个非常成功的演讲，但你否认了积极反馈（认为观众只是出于礼貌），因此，下次你做演讲时，你没能记住上一次的成功经历，所以你认为你会忘词或是感觉头脑一片空白。

05　妄下结论

这是指你在没有证据的情况下就断定有消极事件发生。例如，你的老板要求见你，你预测你会因为一次犯错而受到谴责或被解雇。再如，有的人说会与你再联系而你没有再得到他们的消息时，你得出结论——他们对你很生气。算命和读心术是妄下结论的两种主要类型。算命是你对未来做出负面预测并将其视为事实，读心术则是你相信自己知道别人在想什么，而不去直接询问对方的真实想法。

06　夸大化或最小化

举一个夸大化的例子，当你举办晚宴时，你忘记了某位客人是素食主义者。你夸大了这一疏忽的重要性，并断定它毁了你的聚会。在最小化的情况下，你看待自己成就时的想法可能是"好吧，当然，任何人都可以做到"。

07　情绪化推理

在这种情况下，你假设因为自己强烈地感受到了某种情绪，与该情绪相关的想法都一定是正确的。例如,你和朋友吵架,感到非常的愤怒和伤心,你可能会确信这段友谊结束了。再举个例子,有时当人们感觉非常沮丧时,他们认为自己是个坏人。许多在坐飞机时感到极度焦虑的人会认为他们目前一定处于危险之中(例如,飞机即将坠毁)。

08 "应该"的说法

在这种认知歪曲的情况下,你将自己束缚在某些僵化的规则之下。例如,"我应该把房子打扫得更好"或"我应该通过这次考试"或"我应该是一个更好的朋友"。

09 贴标签和错误标签

当你给自己或他人贴上负面标签时,你是在以有限的方式定义自己或他人。比方说,你忘了给朋友回电话,你会觉得"我是个糟糕的朋友"或者当你记起那个对你不友善的同事时,你会认为"那家伙是个讨厌的人"。

10 个人化

即使你可能处于一种自己完全无法控制的局面,但当你"个人化"时,你也会归咎于己。例如,你周围的人不高兴,你会认为一定是你做了什么事情让他们不高兴。

做思想记录

思想记录是 CBT 的关键工具之一。它将帮助你更清楚地意识到你时不时对自己说的那些并不被留意的话。思想记录将帮助你更好地理解这些思想如何影响你的感受及你做什么或不做什么。

时间:15 分钟。

形式:书面练习。

说明:下图有三列,分别为"自动思维""认知歪曲"和"理性思维"。在第一列中,写下你目前的一个有问题的想法。参阅上一部分对认知歪曲的描述,找出可能在该想法中存在的认知歪曲,并将其写在第二列中以质疑自动思维。接下来,在第三列中,将想法重新塑造(改变)为更理性的想法。你读这本书的次数越多,这个练习就会使你的想法越清晰,所以要经常重温它!

自动思维	认知歪曲	理性思维
由于欢呼和掌声,我认为我的公开演讲进行得很成功。第二天,我在社交媒体上看到在我演讲的视频下有一条刻薄的评论,这让我觉得这次的演讲其实并不好	心理过滤 否认积极性 "全或无"思维 夸大化	演讲受到了几乎所有人的欢迎!我是在演讲结束后,通过观众的掌声和积极反应知道这一点的。至于网上的一条负面评论,你不可能取悦所有人。仅仅有一个人不喜欢我的演讲,并不能否定我从人群中得到的所有赞扬

[改变需要练习]

一开始,把太多精力放在关注自己的想法上,可能会让你感到怪怪的,但随着时间的推移,你会开始更深入地了解自己在想什么,了解这些想法如何影响你的行为,进而思考如何改变自己的想法和行为,从而开始感到更快乐和更满足。当你把自己的想法和行为转变成更积极的想法和行为时，你的感觉和自我价值感也会得到提升。通过识别认知歪曲来抑制消极的自动想法，并勇敢地测试你的信念，这对你大有帮助。

CBT 的妙处在于它是一种基于技能的方法，你能够学习到每天都可以使用的工具和技能。过一段时间，这种新思维和行为方式就会成为一种习惯。虽然你不能（也不应该试图）去控制自己的想法，但使用 CBT 技能可以让你以各种方式更好地管理它们（例如，质疑它们，测试它们，甚至只是注意和接受它们）。

尽管概念简单，但 CBT 是如此强大，它足以改变大脑的运作方式。根据苏黎世大学精神病学医院的一项研究，患有社交焦虑症的患者接受了为期 10 周的 CBT 治疗。研究人员利用磁共振成像，在 CBT 疗程前后对患者的大脑进行了检查，发现患者的干预效果越好，观察到的大脑变化就越强烈。他们还证明了参与处理情绪的大脑区域在治疗后相互关联增强。因此，他们得出结论："心理治疗使与社交焦虑症有关的大脑正常化"。根据贝克研究所的说法，数以千计的研究表明，CBT 对挣扎在抑郁症、焦虑症、成瘾问题等方面的人非常有效。这些研究本身就很有说服力。CBT 至今已有 50 多年的历史，它还将被应用于新的领域，以帮助人们更好地感受自己。

当我们学习一项新技能时，勤加练习至关重要。在进行 CBT 技能的学习时也是如此。请记住，CBT 有很多组成部分，学习每个部分的技能都将花费一定的时间。练习得越多，你就越擅长使用它们，直到它们成为你的第二天性。

你可能不需要对生活方式做出重大改变。即使你需要，我们也鼓励你将大的变化转化为随着时间的推移串联在一起的一系列小变化。你每天可以做很多小事来练习这些技能，并保持技能的熟练。仅仅做这些小事就会对你的生活产生重大影响。一旦你学会了这些技能，你将永远掌握它们，但这需要你不断练习。因此，当你将来遇到具有挑战性的情况时，你可以通过利用脑海中的 CBT 工具包来更好地处理它。以下是每天练习 CBT 的一些技巧。

▍ 灵活思考

让自己看到中间地带。如果你发现自己在使用"总是""从不""什么都没有""每次""每个人"和"永远"等词，请停下来，这些极端的词会促进"全或无"思维。如果你认为事情会"总是"以某种方式发生，这可能与你感到不快乐或不满意的原因有关。这是以宿命论的方式看待世界。与其说"我总是感到沮丧"，不如说"我经常感到沮丧"或"我现在感到沮丧"。考虑可替代的想法。在你对某个事件下定论之前,请考虑其他人如何看待这种情况。然后衡量继续以旧的思维看待问题的代价和好处。灵活地思考可以让你将有问题的想法重塑成更有帮助的想法,然后采取行动。

更关注当下

有时你就是感觉不好或是过了糟糕的一天,却不知道是什么原因造成的。这类情况也会发生在很多人身上。这就是为什么正念如此重要。正念可以帮助你将注意力集中在当下,观察内心或外在环境,而不去评判或试图改变它们。当你开始出现任何不舒服的情绪时,对你而言有帮助的做法可能是关注情绪本身,并且不去评判它。你也可以去观察你头脑中的想法。这些感觉和想法让你想去做什么。记住,技巧是单纯地注意这些想法而不做评判。你越是不加评判地观察你的想法、感受和感觉,你就越能更好地理解它们对你的影响,也会越善于放下引起问题的思维感受。

感知你的感受

与正念类似,重要的是要明白所有的感受,无论是积极的和消极的,都是真实的,在特定情况下对人是有帮助的。因此,当你逐渐学会让自己充分体验所有的情绪,你就能容忍那些感觉糟糕的情绪(通常是消极情绪,如愤怒、悲伤、焦虑等)或在特定情况下不太有用的情绪。同理,感觉也是如此。你将学习的 CBT 技能可以帮助你承认并克服痛苦的情绪和感受。例如,当你感到焦虑时,不要通过做别的事情来逃避这种感受。相反,允许自己体验焦虑并克服这种感受,即使它让你不舒服。注意并描述焦虑在你身体中的感觉,但不要试图对此做任何事情。只要观察,看看会发生什么。这样,焦虑(或任何你感觉到的感受)对你的影响就会减少,而且你会对自己未来面对焦虑的能力更有信心。CBT 的一部分包括接受你当下的感受,还包括理解这种感受并不是永久的。这种"感觉不会永远持续下去"的想法,在当下可能是一种安慰。

拥抱未知

许多人不善于处理不确定性。即使你在练习 CBT,你也不确定在克服消极想法或改变行为后事情会如何发展。对未知事物保持耐心是至关重要的。对未来感到焦虑或害怕不是问题。重要的是面对它,而不是逃避它,开始建立对不确定性的容忍。当面对不确定性时,如果出现了不舒服的感觉,试着和它们共存,观察并容忍它们,不要因为面对不确定性或未知事物时感到焦虑而评判自己。记住 CBT 的核心原则之一是你可以通过调整你的想法和行动来改变你的感觉。当你记住自己有这种力量时，你就能对未来更有信心。

‖ 练习自我安慰和自我接纳

充实的生活意味着有时我们会犯错误，有时会失望。即使是练习 CBT 技能，有时也会遇到困难，并且你可能会对这个过程感到沮丧。这是可以理解的。提醒自己，仅仅是做出改变自己思维模式和行为的决定，你已经接受了很大的挑战。如果你觉得自己没有马上学会它，也要对自己温和一点。像其他技能一样，练习 CBT 也有一个学习曲线，请耐心学习。

比方说，你的朋友因为功课落后而感到沮丧，觉得自己很失败。作为她/他的朋友，你可能会安慰她/他说："哦，感觉自己很失败一定很痛苦。我很遗憾你正在经历这些。我能帮上什么忙吗？"你不是在试图说服她/他放弃。相反，你是在同情她/他，在她/他需要的时候提供帮助。练习的目标是试着用同样的方式对待你自己。大声地对自己说出同样的话，就像你对一个正在学习新东西却遇到困难的朋友说的那样。这就是自我安慰的含义。

‖ 尽你最大的努力

你听过"没有对比就没有伤害"这句话吗？把自己和那些似乎拥有一切的人做比较并没有什么好处。你永远无法真正了解他们生活的全貌，也无法知道他们内心的感受。当下你才是唯一重要的人。你选择了一条自我提升的道路。选择这本书，表明了你想要改善自己的心理健康。你正在阅读它，这表明你致力于自我提升。祝贺你！这是改变消极思维模式和问题行为模式的第一步。把阅读这本书的过程当作一次学习的机会吧。我们会在书里向你展示 CBT 如何使你和你的日常生活受益。你需要做的就是做好学习的准备。有的时候你会发现练习 CBT 技能很困难或者一些概念很难掌握。请记住，一切都需要练习。即使你没有马上学会它，也要继续下去。

‖ 保持开放

我们不喜欢说"保持乐观"，是因为也许你正在经历一个现实中相当具有挑战性的艰难时期。对你来说，保持乐观可能不是一个现实的选择，事实上，试图这样做会使你无感。所以，当你面对自己的感觉和想法，以及学习新体验和新技能时，我们都会说"保持开放"。

让我们向前迈进

　　CBT 为你提供的帮助是实用而多样的。花点时间思考一下你想从 CBT 中学到什么。也许你想更好地接纳自己的情绪，也许你想学习如何处理惊恐发作。你可能正在与抑郁的情绪做斗争，也可能在自尊或自我接纳方面有困难。CBT 可以帮助实现所有这些目标，甚至更多。

　　现在你对什么是 CBT 有了初步了解，是时候对其进行深入探究了。你不仅会学到很多关于 CBT 的知识，而且更重要的是，你会学到它是如何与你的生活相联系的。与此同时，你可以与你的朋友和家人分享你所学到的东西；只是不要试图成为他们的治疗师。CBT 可以提供很多东西，但你必须有意愿投入其中，然后坚持。改变来自想要做出改变的意愿，然后努力去实现它，在前进道路上不可避免地出现挑战时仍然要坚持你的目标。现在，让我们开始吧!

02 增强自尊和自我接纳

"自尊"这个词是用来描述一个人对自我价值的整体感知。总的来说，自尊是一个人喜欢和重视自己的程度。如果你有良好的自尊心，你就会感到自信和有能力，但如果你正在与自卑做斗争，你就会怀疑自己和自己的能力。当你运用CBT技能来改善自己的想法和行动时，你的自尊感就会增强。

喜欢和重视自己积极的一面很重要，同样重要的是，接受自己不喜欢但也不那么轻易能改变的一面。虽然心理学曾经只关注自尊，但这一领域已经发展并整合了自我接纳的概念。自我接纳能帮助我们更温和地对待生活中那些很难改变（例如，我们的体重、这个世界、我们生活中的人等）或无法改变的事情（例如，我们的过去）。当你练习自我接纳时，你将学会接纳自己的各个方面，包括你的优势和你认为需要改善的方面。

[为什么我们可能为自尊挣扎]

有许多因素决定了我们在这个世界上会成为什么样的人,这些因素直接影响着我们的自尊水平。现在让我们来审视这些因素。如果你识别出自己与这些因素中的任何一个甚至全部因素有关,也不要灰心。有很多 CBT 技能可以帮助克服你的自尊问题。其中一种是针对你的内在批评,我们很快就会讨论这个话题。现在,留意什么可能是你自尊问题的根本原因。

‖ 环境触发因素

你周围的人,以及你在媒体和广告中看到的东西都能影响你的自尊水平。也许你成长在一个过于挑剔的家庭,在这样的环境下,你认为你说的或做的几乎都不够好。也许你从同龄人、老师或同事那里收到了很多批评性反馈。也许你掉入了一个陷阱,把自己与社会的"理想"标准或其他你认为在"神坛"上的人进行比较,你批评自己没有达到这些标准。批评对自尊有很大的影响。因此,我们将在之后的部分更深入地研究它。

‖ 欺凌

如果你在童年或青少年时期遭受过欺凌, 这些创伤会一直持续到成年时期,并影响你的自尊。如果欺凌开始于成年期(认为欺凌只发生在儿童身上是一种误解),它会让你"改写"自己的历史,改变你一直以来对自己的看法。欺凌可以发生在工作场所、学校、社交场合、网络上("网络欺凌"),甚至家里。欺凌者知道如何攻击一个人的不安全感并操纵它们。这将导致遭受欺凌的人质疑自己的意义与价值,从而引发自尊问题。

‖ 分手和其他类型的拒绝

和一个重要的人分手是很痛苦的,它会对你的自尊造成重大的打击。如果你和一个人在一起很长一段时间,你习惯了接受他们以任何形式给予的爱和支持。当这种爱和支持被移除时,你会有一种失落感,并可能会导致你对自己产生消极的想法,例如,"我怎么了",并让你认为他们不想再和你在一起是你的原因。较短的人际关系也是如此。在更极端的情况下,如相互依赖的关系,一个人的爱和认同可能对另一个人的价值感至关重要。

即使这段关系(无论是浪漫关系还是其他)仍在进行中,积极反馈的缺乏也会影响你的价值感。拒绝也属于这一类。在任何情况下因为任何原因被拒绝都会对一个人的自尊造成打击。

▍身份认同问题

许多人都在努力弄清楚自己是谁，想在这个世界上成为什么样的人。如果你有共鸣，那你并不孤单。你可能不被你本该归属的文化所接受，因为你不符合它的"模式"。对身份认同的挣扎是真实的，它会以多种形式存在；所有这些都会对你的自尊产生负面影响。

▍缺乏支持系统

我们都需要有能和我们同甘共苦的人。一些支持系统是固有的，例如，有爱的大家庭。有时，支持系统必须花费时间和精力从头开始建立。支持系统是一种情感投资，当运行良好时确实值得付出。如果在你的生活中没有人注意且欣赏你的优点，没有人在困难时期支持你，可能会导致你自卑。

▍生理因素

2007 年发表在《心理医学》(*Psychological Medicine*)杂志上的一项研究认为慢性自尊问题可能与生理因素有关。如果你的父母或亲戚有自尊问题，你可能会有类似的经历(即遗传倾向)。与没有这种生理倾向的人相比，有这种生理倾向的人会用一种更自嘲的方式来解释任何特定的情况。

▍创伤

一段创伤经历，甚至是单一的创伤事件，都会影响一个人的自尊。人们常常为自己所遭受的创伤而责怪自己。尽管他们可能在逻辑上知道这不是自己的错，但他们可能会在情感上因自责而挣扎。此外，有时其他人对创伤受害者的不良行为会对其自我价值产生不利影响。如果你遭受了创伤，并且正在重新经历创伤体验，这种再体验让你痛苦，也可能会干扰你在家庭、工作、学习或生活中的能力，寻求心理健康专家的帮助是至关重要的。这本书可以补充但不能取代治疗师对你的治疗。

［批评可以是建设性的］

批评之所以名声不佳是因为我们通常很难接受批评，并且批评会干扰我们对自己的感受。的确,某些形式的批评是有害的并且具有辱骂性的,但有些批评实际上具有建设性,可以帮助我们变得更好。问题是需要区分破坏性批评和建设性批评。

你可能听过"内在批评"这个词,我们脑海中的声音在批评我们正在做什么或者我们是如何做的。它甚至可能是在批评我们是谁。你可能不知道的是,内在批评通常是好的,而且是在尽可能地帮助我们变得更好。问题是,在面对一些心理健康挑战时,这种声音可能会非常响亮。另一个问题是,我们无法摆脱内在批评。这将是一个我们一生都必须与之抗衡的声音。因此,最好的方法是意识到它,学会与它共存,带着适当的怀疑去对待它,将其批判性的陈述转换为对我们成长的建议。

无论是来自别人的批评还是来自你的内在批评,都很容易让你沉浸其中,甚至让你停滞不前。这就是认知重构的切入点。首先,不做评判地用心倾听批评,使自己与批评保持距离:冷静地倾听。然后,试着寻找其中的道理,最后,把它重构为一些有建设性的东西。并不是所有的批评都是完全错误的,它可以帮助你了解自己和成长。例如,你是一位作家,你向出版社提交了一篇文章。编辑回复你,说他们喜欢你的作品,但文章里有一些句子过于冗杂。你可以把它当作一种批评而忽略掉,或者可以把它当作一个机会来重新审视自己的写作风格,看看你是否可以在下次写作时进行调整。并不是所有的批评都是一件坏事,它可能是一个成长的机会。下面的练习可以帮助你。

倾听并回应你的内在批评

内在批评有时是你头脑中趋向完善的善意部分。它会对你的性格或你所采取的行动提供建议或反馈。然而,有时它并没有用最体贴或最委婉的方式表达。这个练习可以帮助你恢复力量,并帮助你体会内在批评实际上是如何试图帮助你的。

时间:15~20 分钟。

形式:观察和书面练习。

说明:回答以下提示,体会内在批评是如何试图帮助你的。

1.静静地坐一会儿,听一听。在接下来的 5 分钟里,列出你内在批评抛给你的所有想法。写下这些想法,但不要评判或抵触它们。这些都是自动思维(自动思维可能包括批评,例如,"我不善于理财""我不是一个好朋友""我是一个懒惰的父亲/母亲"等)。

_____

_____

_____

_____

_____

_____

_____

_____

_____

_____

_____

2.现在回顾一下你刚刚所写的内容。这些内容听起来可能相当刺耳。从表面上看,内在批评似乎很残忍。圈出目前想要处理的 3 个想法。我们将之称为"热点"想法。选择其中看起来最麻烦的 3 个。

3.看看这 3 个想法而不评判它们,试着重构它们,使它们变得对你有所帮助。为了帮助你理解,让我们来看看 3 个自动思维的例子,注意,这些可能不是你的想法:

➤ "我不善于理财。"内在批评告诉你,你有一些财务问题需要解决。你可以将"我不善于理财"这一批评性陈述重构为"我在理财方面需要帮助"。然后,你可以选择向财务顾问求助或者向你信任的人寻求帮助。

➤ "我不是一个好朋友。"内在批评告诉你,要关注自己的友谊,并努力改善它们。通过给自己贴上"坏朋友"的标签,你会发现自己需要改善和朋友之间的关系。现在你可以研究如何在朋友面前展现自己,同时要温柔地对待自己,认识到没有完美的友谊。你可以选择写下一个朋友的名字,想一些你能做得好的行为。也许你会给他们发短信或打电话,询问他们的近况。

➤ "我是一个懒惰的父亲/母亲。"为人父母是很困难的。内在批评告诉你,做父母需要付出很多努力。懒惰和感觉疲倦是有区别的。所有的父母都会累。你说自己懒惰是因为你在乎。这让你成为一个好父亲/母亲。你可以问自己:"尽管感觉很累,我能做什么小事来表达我对孩子的关心呢?"

想法 1:＿＿＿＿＿＿＿＿＿＿＿＿＿＿＿＿＿＿＿＿＿＿＿＿＿＿＿＿＿

重构:＿＿＿＿＿＿＿＿＿＿＿＿＿＿＿＿＿＿＿＿＿＿＿＿＿＿＿＿＿＿

想法 2:＿＿＿＿＿＿＿＿＿＿＿＿＿＿＿＿＿＿＿＿＿＿＿＿＿＿＿＿＿

重构:＿＿＿＿＿＿＿＿＿＿＿＿＿＿＿＿＿＿＿＿＿＿＿＿＿＿＿＿＿＿

想法 3:＿＿＿＿＿＿＿＿＿＿＿＿＿＿＿＿＿＿＿＿＿＿＿＿＿＿＿＿＿

重构:＿＿＿＿＿＿＿＿＿＿＿＿＿＿＿＿＿＿＿＿＿＿＿＿＿＿＿＿＿＿

现在你感受到内在批评实际上是如何帮助你的了吗? 虽然它传达的方式是严厉的,但这些信息却在鼓励你变得更好。在我们生活中有挑战,也有一些我们可以改进的事情,这就是内在批评试图向我们展示的。你不是不擅于理财,你不是一个坏朋友或者你不是一个懒惰的父亲/母亲。但与此同时,你总能寻找到一些办法让自己感觉更好,改善人际关系。

练习自我欣赏

改变内在批评的一个方法是专注于你欣赏和重视自己的地方。把它想象成一个情感上的跷跷板:你越欣赏自己,你的批判性想法就越不会压垮你。这并不意味着你不会批评自己或自己的行为;这只是意味着你的批评会感觉不那么严厉,更像是建议,而不是声明。建立自我价值的一部分就是接受和欣赏你是谁和你所拥有的。

时间:10 分钟。

形式:书面练习。

说明:请回答以下问题。

列出你喜欢自己或自己生活中拥有的值得感恩的 5 件事。可以像"我喜欢我的眼睛"一样简单。你也可以欣赏自己的一种品质,如"我善待他人"。

1.＿＿＿＿＿＿＿＿＿＿＿＿＿＿＿＿＿＿＿＿＿＿＿＿＿＿＿＿＿＿＿＿

2.＿＿＿＿＿＿＿＿＿＿＿＿＿＿＿＿＿＿＿＿＿＿＿＿＿＿＿＿＿＿＿＿

3.＿＿＿＿＿＿＿＿＿＿＿＿＿＿＿＿＿＿＿＿＿＿＿＿＿＿＿＿＿＿＿＿

4._____

5._____

列出所有你欣赏自己这些优点的原因。例如，你为什么喜欢你的眼睛？它们是你喜欢的颜色吗？你视力很好吗？它们是深邃的还是迷人的？善待他人时什么会让你感觉良好？是因为你善待孩子、老人、动物或那些不幸的人吗？想出所有你能想到的对这5件事心存感激的理由。注意：我们特意在这里留了很多空间。

_____

_____

_____

_____

_____

_____

_____

_____

_____

_____

_____

_____

_____

_____

_____

_____

用活动给内在批评放个假

处理内在批评的一个好方法是做点其他的事情,而不是聆听它。当你状态不那么积极的时候,很容易进行自我批评,因为坐着不动会给你更多的机会去关注自己消极想法。一方面,你坐得越久,就越有可能——也更经常——注意到自己的想法。另一方面, 当你在做一些让自己有成就感或愉悦感的事情时, 你很难进行自我批评。一些 CBT 练习与改变你的思维方式有关,但研究清楚表明,某些类型的活动也能让你感觉更好。这被称为行为激活。

时间:30 分钟。

形式:书面练习和行为活动。

说明:每天选一个时间,全身心地投入到你真正享受的活动中去,仅仅是为了快乐或者那种在完成它后给你的成就感, 或者两者兼而有之! 这可以包括诸如烹饪、瑜伽、在大自然中散步、好好地泡个澡、淋浴或进行手工制作。它还可以包括打扫卫生、支付账单和洗衣服等事情。无论你选择什么,试着真正地参与到这项活动中,注意当你做饭时食物的味道,当你保持瑜伽姿势时身体的感觉或者当风吹过树叶时"沙沙"的声音。注意完成这些事情后你的感受。你的积极性是否更高了?

通过这种方式参与有价值的活动,你可以把注意力从头脑中的消极对话中转移出来,让自己沉浸在能给你的生活带来意义和快乐的活动中。你也可以利用活动来全身心地投入到生活中。一旦你能够坚持做完这件事,你会为完成了这项活动而感觉良好,这将帮助你获得自信,增强自尊和动机。

请回答以下问题:

你想做什么活动?

_____

_____

_____

你会在哪几天和哪些时间来做这个活动?

_____

_____

_____

在你参加完这个活动后，在这里记下你的感受：

_____

_____

_____

在你参加完这个活动后，评价你的动机水平，从 0(没有动机)到 10(高动机)。

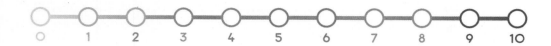

练习自我安慰

我们通常很容易就会对他人有同情心，但对自己却没有同等程度的担忧或关心。你可以通过练习自我安慰来建立自尊。自我安慰并不是为自己感到难过，而是承认生活有时是富有挑战性的，承认在你的脑海中不断听到负面反馈会带来伤害。当你练习自我安慰时，无论发生什么，你都会善待自己。与其忽视自己痛苦的感受或压抑消极的想法，不如接受它们，然后选择善待自己。你对待自己就像对待一个好朋友一样。自我安慰是解决你需要被认可的一种方式。虽然得到别人的支持总是好的，但当你意识到自己有办法来缓解痛苦而不需要依赖别人的帮助时，你会感叹原来自己可以如此的强大。

时间: 10 分钟。

形式: 正念。

说明: 无论你身在何处(甚至是走在街上)，身处何时，只要出现了让你痛苦的消极想法，你都可以进行这个练习。

1.注意你的消极想法。例如，也许你发现自己会有"我讨厌我的生活。我一无所有"的想法。

2.注意这些想法给你的感受。

3.与其试图说服自己这些想法不是真实的，不如练习自我安慰。用温柔的声音回应这些想法,可以大声说出来,也可以在心里说,"哦,听起来很痛苦。很抱歉你受伤了。你最近确实经历了很多事情。"这提醒你,你的感觉是真实的,生活并不容易。如果你意识到某些情况在实际上的确存在困难,便能够减轻一些痛苦。

4.请注意你每次尝试这种方法后的感受。

塑造自我肯定

如果你已经感到沮丧有一段时间了,你可能已经习惯了在脑海中听到关于你的品德,你所生活的世界或你的未来的重复的、残酷的想法。对抗这些想法的一种方法是发展和使用自我肯定。自我肯定是一种陈述或诵念,可以直接对抗负面的反刍思考。

时间: 10 分钟。

形式: 书面练习和口头练习。

说明: 为了把你的注意力从消极的想法上转移开,使用一种与你产生共鸣的自我肯定,并在消极的自我对话出现时频繁地重复它。

以下方法教你如何做:

想想你会对一个正在经历艰难时刻的朋友说些简单直接的话;如"你已经尽力了"。然后重新措辞,直接对自己说。以下是一些想法:

> ➤ 我已经尽力了。
> ➤ 我的想法不能决定我的价值。
> ➤ 我会专注于当下,一步一步来。
> ➤ 我知道这些陈述在感觉上是真的,但感觉不是事实。

提出一个能引起你共鸣的陈述是必要的,所以请尝试一下这个方法。你可以选择多种陈述来帮助你应对特定反刍思考。试着想出 3~5 个肯定的想法,并把它们写在这里:

_____

_____

_____

_____

_____

注意：如果你可以把自我肯定写在便利贴上，并把它放在浴室的镜子上或者把它作为手机、平板电脑或电脑桌面的壁纸，这可能会很有帮助。

‖ 结束反刍思考

反刍思考是一种持续思考的形式（反复思考同样的事情），指一个人专注于思考过去和现在的负面内容，因而常常导致情绪困扰，且随着时间的推移会慢慢削弱自尊。无论对自己的感觉还是发生过的事情，反刍思考得越多情绪困扰越强烈。

人们反刍思考消极情况的一个原因是，他们认为自己可以通过解剖和分析来解决过去的问题。人类是分析型动物，这就是反刍思考吸引人的原因。然而，研究结果表明，反刍思考越多就越感到抑郁，反之亦然。随着时间的推移，反刍思考会越来越难以抗拒，甚至难以控制。更糟糕的是，陷入反刍思考的人往往已经习惯了，看不到反刍思考在他们的情绪困扰中所起的强大作用。然而，改变这种趋势是有可能的。其中一种方法是选择你所关注的想法。

浏览你的想法

你不能任由自己被想法支配，你有权力选择是否听从它们，就像你可以走进一家商店，浏览商品，但不买任何东西一样。当你仔细观察自己的想法时，你可以把那些无关紧要或无价值的自我批判性想法抛诸脑后。

时间：15分钟。

形式：冥想和书面练习。

说明：去一个你可以独处的地方，把这本书放在你身边，以便在冥想后回答问题。保持舒适。你可以坐在地板或椅子上，甚至躺在床上。选择任何让你感到舒适和安全的姿势。设置一个5分钟的计时器。

1.闭上眼睛，让你的思绪游离。

2.注意那些在你脑海中来来往往的想法，把它们想象成天空中的云朵。这些只是你无法控制的自动思维。有些想法是消极的。你的内在批评可能会滔滔不绝地批评你，如"你今天犯了一个错误"或"每个人都认为你不称职"，甚至"这个练习是在浪费时间"或"她说……，所以我应该说……"。记住：内在批评很可能是在试图以一种不客气的方式帮助你。

3.不要评判你想法的内容，只是观察它们，顺其自然。只要意识到它们，不以任何方式参与它们。如果你发现自己对它们有反应,提醒自己把它们想象成天空中的云朵,让它们以自己的速度飘过。

4.现在试着想象你和你的想法是分离的。你可以在心里说,"我和思想是分离的",或者"我的思想告诉我……",然后观察。只是让你的想法出现,不要试图去改变或评判它们。

5.当计时器响起时,请回答以下问题。

在冥想中有过什么自我批判的想法?

_____

_____

_____

从 0 到 10 打分,你有多相信这个想法是真的?

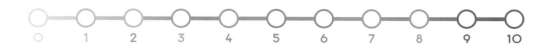

从 0 到 10 打分,你观察而不参与这些想法的技巧如何?

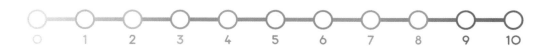

从 0 到 10 打分,采取这种方法对你有多大帮助?

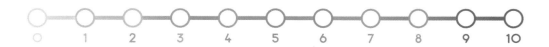

外部因素对自尊的影响

你可能会发现,当别人批评你或不赞同你所做的事情时,你的自尊就会受到打击。有时我们不能控制人们表达他们的批评或不赞同,但我们可以控制自己接受批评的方式。这里有两个练习,可以帮助你对外界的意见持保留态度,就像你对待内在批评的反馈一样。

预测并测试反对意见

　　如果有人批评你或不赞同你的行为，这并不意味着你做错了什么。每个人都有权利表达自己的想法、感受和观点，你也是。但是，认为一个人对你或你所做的事情有意见和他们表面上告诉你事实就是这样是有区别的。有些人故意通过不友好的行为来伤害你，有些人只是因为与你所处的角度不同而对你所做的事情不满意，这也是有区别的。

时间：15分钟。

形式：书面练习和行为活动。

说明：在这个练习中，你将参与一个行为实验，在这个实验中，预测你所采取的某一行动将如何被另一个人不赞同。从你认识的人开始，从一些小事情开始，如确定要去哪家餐厅吃饭或者确定要一起做什么活动。在尝试该活动之前回答以下问题。

　　选择你认为对方不赞同的情况和或行动：

_____

_____

_____

　　你担心会发生什么?请具体说明。

_____

_____

_____

　　你怎么知道它是否发生了?必须是可观察到的。

_____

_____

_____

当这种场景出现时,在那个人面前故意按照你计划的方式行事,然后观察会发生什么。收集支持或反驳你预测的证据。记住,要确保你的预测是具体的和可观察到的。否则,要确切知道那个人是否不赞同你所采取的行动,唯一的方法就是向这个人提问。

承认并评估批评

人们经常对自己是谁和自己的行为方式做出假设。但是别人所说或认为的关于你的事情,并不就是真的。有些人可能会说一些伤害你的话,但这是他们自己的问题。当你知道自己的自我价值,知道自己是谁,知道什么是真实的自己时,那种批评就会消失。但要试着接受批评,看看它是否包含任何真相,就像你在之前的练习中对内在批评的反馈所做的那样。

时间: 15 分钟。

形式: 书面练习。

说明: 这个练习教会你承认来自外界的批评,并评估它是否真实。它能帮助你区分如何看待自己和别人如何看待你。这样做也能帮助你了解自己的真实情况,并帮助你看清什么时候明显是别人的问题。请回答以下问题。

回想一下这样一个例子,有人批评你,但他们的批评让你感觉很离谱或与你对情况的理解不符。这件事发生在哪里?那个人是谁,他们对你说了什么?请在下方总结:

_____

_____

_____

你对他们的批评有什么看法?你对批评的情绪反应是什么?由于你不再处于当时的情境之中,你可以更好地评估现实情况和你对这件事的想法的准确性。

_____

_____

_____

你觉得这个人怎么看你?这对你来说是真的吗?为什么是或者为什么不是呢?

_____

_____

_____

从这个人的批评中,你能学到什么有用的东西吗?如果有,是什么?

_____

_____

_____

从观点中辨别事实

事实和观点之间有明显的区别。事实是"太空中有星星",而观点是"太空中的星星很漂亮"。当有人谈论你或你做过的事,甚至当你谈论你自己的时候,试着把事实和观点分开,开始注意到区别。当你能将事实与观点区分开来时,你就能决定事实是否与你理解的情况相符,你是否同意这些观点,以及你是否想对此做些什么。这可以在各种情况下增强你的自信,因为你很清楚接下来会发生什么。

时间:5~10 分钟。

形式:书面练习。

说明:以下图表包含三列:"陈述""事实"和"观点"。想想你最近遇到的,让你觉得自己被批评的人,把他们对你说的话填在陈述栏里。然后判断这些陈述是事实还是观点,并在适当的方框中打钩。下面是一个与工作相关的例子。

陈述	事实	观点
你的报告晚了两天	√	
你真的搞砸了		√
我要把你记下来	√	

在这种情况下,你的报告交迟了,可能会产生一些后果。然而,老板却直接说你搞砸了,那只是他的观点。你不必把任何人的观点放在心上,也不必把它变成你自己的观点。在此,你可能会决定提高工作效率,以避免再次晚交。

现在轮到你了:

陈述	事实	观点

提示:这个练习的好处在于,你也可以用它来和自己对话。从观点中辨别事实是一种很好的方法,可以看到你对自己做了什么假设,并将它们重构为更有建设性的反馈,帮助你成长。

拥抱个人成长

如果你觉得自己被困在消极想法中,你会发现这是一件令人不安的事。当你感到沮丧时,寻求支持是很正常的,但不能由你的亲人来为你做出情感改变。个人成长需要自身动力来实现目标,但这有点像一个陷阱,因为那些无处不在的破坏性想法可能会干扰你的动力。记住,即使我们不能阻止想法的产生,我们仍然有权利决定如何处理它们。所以,请放心,一旦你能够重构消极的思维模式,你所缺乏的动力就会出现。

练习 CBT 技能的次数越多,你就越知道该如何处理消极的想法,并将你的注意力转移到对你有帮助而不是伤害你的想法上。当你开始感觉更好时,你的动力就会增加,你的信心也会增加。你在成长,这是一件美好的事情。当然,每个人都有优点和缺点。这完全取决于你如何做出你想要的改进。你不需要因为面临一段具有挑战性的时期而批评或惩罚自己。

　　随着 CBT 技能的不断提高，你会觉得自己更有能力处理生活中遇到的问题，因为你会更自信并且具备更好的自我接纳能力。你会发现你的自我意识更清晰，不会把事情看成是针对个人的。你会发现你更有积极性，更愿意把时间和精力投入到那些能给你的生活带来意义的事情上。一旦你能够清除消极的思维模式，你就会发现什么对你是有意义的，因为你能更好地掌控你关注的东西，以及你抛诸脑后的事情。这是你所能体验到的最强大的感觉之一：自主地控制你的思想、感觉和行动。这就是个人成长。

做一个感恩列表

　　当你的自尊需要提升的时候，回想一下你感恩的事情，这会让你对自己和你的生活感觉更好。专注于好的一面也可以改善你的情绪和动机。这并不是要你说服自己一切都是美好的，而是要你认识到，每一天都有一些美好的事情发生，不管它有多小，你都可以欣赏和感恩。

时间： 10 分钟。

形式： 书面练习。

说明： 列出你今天感恩的 3 件事。

1.＿＿＿＿＿＿＿＿＿＿＿＿＿＿＿＿＿＿＿＿＿＿＿＿

2.＿＿＿＿＿＿＿＿＿＿＿＿＿＿＿＿＿＿＿＿＿＿＿＿

3.＿＿＿＿＿＿＿＿＿＿＿＿＿＿＿＿＿＿＿＿＿＿＿＿

即使你度过了糟糕的一天，你仍然可以从中找到值得感恩的事情。也许你早餐吃了最喜欢的松饼或者在完成一项任务时与某人进行了愉快的交谈。如果你觉得这一天没有什么积极的事情发生，试着去发现一些小事，即使只是太阳出来了。有时候做到这一点并不容易，但是你越能找出一些积极的小事，你的感恩之心就会越强。

　　如果一切都失败了，那就想想你最近发生的好事或者想象一下第二天可以期待的好事。闭上眼睛，回忆或想象那天，然后列出这 3 件事。

1.＿＿＿＿＿＿＿＿＿＿＿＿＿＿＿＿＿＿＿＿＿＿＿＿

2.＿＿＿＿＿＿＿＿＿＿＿＿＿＿＿＿＿＿＿＿＿＿＿＿

3.＿＿＿＿＿＿＿＿＿＿＿＿＿＿＿＿＿＿＿＿＿＿＿＿

激活自己

同样的,用活动给内在批评"放假"也是很重要的,当你试图提高自尊时,做一些让自己感觉良好的事情尤为重要,包括自我照顾。当你从事一些令你愉悦或给你一种成就感的活动时,你的情绪就会改善,从而产生更多积极的想法。如果你已经沮丧了一段时间,那么你可能需要一些时间来改善。坚持下来,这让你在未来的生活中也会感觉良好。

时间:15~30 分钟。

形式:书面练习和活动。

说明:列出 5~7 项能让你在做的时候感到快乐(或者你过去很喜欢的)或者在做完之后(或者你在以前做过之后)有成就感的活动。在每一个活动的旁边,记下为什么那个特定的活动会给你带来快乐感或掌控感。

1._____给我带来了一种快乐感/掌控感,因为
_____

2._____给我带来了一种快乐感/掌控感,因为
_____

3._____给我带来了一种快乐感/掌控感,因为
_____

4._____给我带来了一种快乐感/掌控感,因为
_____

5._____给我带来了一种快乐感/掌控感,因为
_____

6._____给我带来了一种快乐感/掌控感,因为
_____

7._____给我带来了一种快乐感/掌控感,因为
_____

需要一点帮助吗?也许你喜欢写日记,做足疗、洗澡、读书、冥想、跑步,和朋友喝咖啡或者做一件手工艺品。也许你想要洗碗,买些杂货,回复一些邮件或者浏览一些邮件。这些活动并不需要花费大量时间或金钱。如果你还是不知道该怎么办,在网上搜索"积极行为活动",看看有什么启发。

坚持一周,每天至少做清单上的一件事,并注意你在活动中和活动后的心情。

写自尊日志

你可能没有注意到自己身上有很多闪光点,如果你更多地关注这些闪光点,它们将有助于提高你的自尊心。这个练习的关键是学会真正地去寻找这些东西,注意它们,然后欣赏它们。写自尊日志会让你养成这样做的习惯。

时间:10分钟。

形式:书面练习。

说明:下面的日志提供了写作提示,一周中每天填写一栏。每天至少试着找出一件你做得很好的事,一件你喜欢做的事,一件你为了帮助别人而做的事情(帮助别人可以很简单,例如,把别人用过的塑料制品放入回收箱,这有利于环保从而也有利于他人)。

星期一	我今天什么做得很好.. 当...时我很开心 通过...我帮助了他人
星期二	我今天什么做得很好.. 当...时我很开心 通过...我帮助了他人
星期三	我今天什么做得很好.. 当...时我很开心 通过...我帮助了他人
星期四	我今天什么做得很好.. 当...时我很开心 通过...我帮助了他人

(待续)

星期五	我今天什么做得很好... 当...时我很开心 通过...我帮助了他人
星期六	我今天什么做得很好... 当...时我很开心 通过...我帮助了他人
星期日	我今天什么做得很好... 当...时我很开心 通过...我帮助了他人

为了让自己养成注意到这些积极的事情的习惯,每天找到一些关于自己积极的东西写下来是至关重要的。记住,不需要是很大的事情。也许你今天准时上班了,你也可以在日志中记下这一点,作为你做得很好的一件事。然后,你称赞别人的新发型,让他们笑了。让别人微笑可能对他们也有很大帮助!

在日志上记录你一天中所有的闪光点,可以帮助你认识到自己有很多值得欣赏的地方!

学习总结

你现在更熟悉了人们挣扎于自尊问题的各种原因,你可能已经重新考虑过如何应对内在批评和其他人的批评。你也有机会练习自我接纳和自我安慰,去面对那些无法轻易改变或在过去已经发生了的事情。综合起来,这些都是个人成长的关键步骤。非常好!翻开本章回顾你的练习条目。思考你在每个练习中积累的经验。回答以下问题:

哪些练习最有帮助,为什么?

_____

_____

_____

你最不喜欢做哪个练习?你还需要再试一次吗?

_____

_____

_____

你跳过哪些练习了吗?为什么?

_____

_____

_____

你从本章中学到的最宝贵的经验是什么?

_____

_____

_____

你还有什么需要改进的地方?

_____

_____

_____

接下来你将采取什么行动,什么时候采取?

_____

_____

_____

维系人际关系 03

　　虽然保持自我感觉良好很重要，但请记住，你不可能"独立存在"。人类是社会性生物。即使是那些更喜欢独处的人也能从互相支持中受益。有意义的友谊和人际关系丰富了我们的生活，可以缓解压力和低落的情绪。当你感觉自我状态不佳时，想要独处是很自然的，但独处会使抑郁循环持续下去，并增强焦虑感。这就是为什么寻找、培养和维持有意义的人际关系非常重要，即使你并不想这样做。你不必交一大堆朋友；生活中哪怕只有一两个支持你的人，也能在你面临生活情感的挑战时，很好地缓解你的情绪。

　　拥有有意义的友谊和人际关系可以让你感到安慰，在这个世界上不那么孤独。生活中会有充满欢乐的时刻，也同样存在压力和不愉快。当你拥有有意义的人际关系时，它们可以帮助你应对这些压力。在压力大的时候，朋友或伴侣可以让你感到你是被支持的。当你犯错时，他们也可以在你身边帮助你做出更好的人生选择。朋友或伴侣是当你失落或沮丧时陪伴你，提出自己的想法，给予你另一个思考角度的人。当你需要别人倾听你的想法时，朋友和伴侣也会在你身边。有意义的友谊和关系有助于你的身心健康。根据《生活科学》(Live Science)杂志 2010 年的一项研究，拥有好朋友可能会延长你的寿命。

　　本章中的 CBT 练习可以帮助你培养更有意义的人际关系，增加积极的互动，并在这个过程中让你成为一个更有感情的人。

健康的沟通

人类经常寻求他人的倾听和理解。当双方相互尊重、坦诚交流的时候可以产生健康的关系,并可以让你感觉更好。但不幸的是,人际关系并不一定一直是良好的。有时它们会带有恶意,产生一种不平衡的关系,并最终伤害到双方。但大多数情况下,人际关系中常常会出现一些相对不那么严重的挑战,而其中一个挑战就是无法说出自己的想法。

发表自己的观点

在某些关系中,无论是友谊、家庭关系还是恋爱关系,说出自己的想法都是一种挑战。其中一个原因可能是你只想被别人喜欢。因为想让别人喜欢你,所以害怕做或说一些可能影响到他们对你的看法的事情,这是很自然的。但健康的关系离不开接纳对方。你们不会总是同意对方的观点,双方从不同的角度出发可以开启一段有意义的对话,你可以在谈话中通过向他人学习而成长。

有时候因为自卑,发表自己的观点是一种挑战。如果你在这个问题上有困难,请温习第 2 章中的练习。当你自我感觉更安全,愿意接受自己的优点和缺点时,你会更自在地坚持自己,结果就是,你的人际关系也会改善。但如果你曾经与一些人交往时感到很痛苦或受到批评,你也许会很难说出自己的想法。不难发现,在未来的关系中敢于发表自己的观点是多么具有挑战性。但请记住,不是所有的关系都是一样的,你之前经历过不健康的关系并不意味着你所有的关系都注定是不健康的。你在自己身上所做的努力可以让你自信地选择让那些会尊重你、关心你的人进入你的生活。

有很多健康的方法来练习与他人沟通。你可能会紧张,但想想另一种情况:不管什么类型的关系,如果你一直把一些事情憋在心里,你可能会感到(也可能真的会)不被理解,并变得怨恨对方。这就是为什么表达你的感受很重要,因为只有将自己的所思所想说出口,别人才能听到你。以下是一些有助于良好沟通的练习。

积极倾听并拆穿"读心术"

经常有人认为他们知道别人在想什么。但事实上没有人能真正读懂别人的心思。当然,你可能很了解一个人,通过他们的行为、面部表情或肢体语言,你可以很好地了解他们的感受和想法。但如果他们不表达自己的想法,你就不可能知道他们在想什么。在电子邮件和短信中,因为没有非语言的暗示和语调,猜测对方的想法就更难了。

时间: 15 分钟。

形式: 对话和书面练习。

说明: 请邀请身边的人与你一起做这个练习(参见练习最后的提示)。你是搭档 A,另一个人是搭档 B。

在开始之前,请根据以下要求给出你的答案:

你想和谁一起做这个练习?

_____

你觉得这个技巧对你们的关系有什么好处?如果有的话,你希望看到什么样的变化?

_____

_____

_____

现在开始练习。当搭档 B 表达自己的感受时,搭档 A 全程沉默。搭档 A 在一张纸上写下自己听到的搭档 B 说的话,以及认为搭档 B 在想的内容。在另一张纸上,搭档 B 写下自己的真实想法。然后比较你们各自所写的内容。

接下来,互换角色。这将帮助你们密切关注对方,并可能证明你们根本无法读懂对方的心思。

提示: 询问对方是否愿意和你一起做这个练习。如果他们说不,花点时间写下你的感受。想一想,是否存在任何认知歪曲? 然后,请寻找另一个人合作。毕竟,并不是每个人都愿意尝试治疗练习。

镜子前的练习

当你想让别人听到你的声音,并与他人交流你的想法时,你必须要先熟悉你的声音听起来如何,以及肢体语言是如何表现的。镜像练习是一个很好的方法。在镜子前练习可以帮助你做出调整,并且适应在各种情况下自然地表达自己。

时间:10~15 分钟。

形式:观察,口头表达练习,以及书面练习。

说明:

1.站在一面全身镜前,观察镜子里的自己。站直,但不要全身僵硬(尽量放松),抬头挺胸(不要弯腰驼背),与自己平视。

2.和镜子里的自己对话,把镜子里的你当作是一个无论出于什么原因,你都想与其交流的人一样。提醒自己,你是安全的,可以对着镜子自由地说出你的想法和感受。提醒自己,你有权让别人听到你的声音。

3.当你练习平静地表达自己时,也要注意你的肢体语言。根据需要调整你的语气和站姿。

4.在完成这个练习之后(你可以针对各种场景进行练习),请根据以下要求给出你的答案。

这个练习让你感觉如何,为什么?

_____

_____

_____

你在想什么? 是否存在某种认知歪曲是你可以重新构造的?

_____

_____

_____

在练习过程中,你对自己说过的最有力或最令人惊讶的话是什么?

_____

_____

_____

这句话有什么重要意义?

_____

_____

_____

[关系界限]

在任何一种关系中,设定和保持界限都是极其重要的。无论是和朋友、伴侣、家人还是和同事在一起,在情感上有所限制是至关重要的。设限是一种自我照顾的形式,因为这是在保护自己免受怨恨或是因为过度的人际交往而导致疲劳。

当你设定界限时,不必表现得刻薄或残忍。例如,你可以温柔地说,"我很乐意帮你做……,但我不能帮你做……"或"我可以……,但我并不愿意做……"这样,你就为这段关系的发展设定了合理的预期。这可以加强你的人际关系,因为别人会知道你的立场。事实上,那些设定并保持清晰界限的人往往会因此而受到尊重。

设定界限

如果你不与人设定界限,他们就可能不会意识到你的底线和偏好。这可能会让你感到不满,加剧你在人际关系中的消极思维模式。

时间:10~15 分钟。

形式:对话练习。

说明:想想你经常与之交往的人,想想他们对你的行为,你认为什么是好的,什么是不好的。那些你不能接受的事情,就是你需要设定并表达出来的界限。也许你的朋友强迫你深夜去跳舞俱乐部,但你就是不喜欢那种场合,她试图改变你的想法。你认可她的想法(她认为这将很有趣),但你并不想去。是时候坚持你的立场了。以下是"坚持立场"的技巧。

1.总结对方的感受(例如,"我知道你非常喜欢去俱乐部跳舞,那对你来说会很有趣")。

2.明确表示你不同意,并说明为什么你不能答应她的要求(例如,"我不喜欢跳舞俱乐部,那对我来说也没有什么乐趣")。

3.提出一个替代方案(例如,"我想和你一起去看电影。可以选择一个我们都想看的电影")。这样,你就能坚持自己的立场,你的朋友也能享受和你在一起的时刻。

根据以下要求给出你的答案:

明确你想和某人设定的界限，以及为什么这对你很重要。

_____

_____

_____

你能提出什么替代方案吗？

_____

_____

_____

当你想要设定一个界限的时候，你会产生哪些消极的想法？是否存在任何认知歪曲？如果是的话，试着换一种方法重新组织这个界限的说法。

_____

_____

_____

[深化你的人际关系]

在人际关系中你很容易陷入消极的思维模式。如果你纠结于人际关系或职场关系的话，你可能需要更加仔细地观察生活中的他人。下面的练习将帮助你以客观的眼光看待生活中的人，从而消除一些围绕人际关系的认知歪曲。

评估你的社交关系网

如果不评估社交关系，就可能会导致我们无意中把精力投入到不那么重要的关系上，而这些精力本可以被投入到更加关心我们的人身上。也许你已经失去了那些与你亲近或不亲近的人的联系。也许你注意到，在和某些人社交之后，你感到精疲力竭，但却无法解释原因。是时候评估你的社交关系网了。把你的社交关系想象成一个有同心圆的圆靶。靶心代表你最亲密的个人关系。每往外一环就表示环里的人离最亲密的关系远一步。

时间: 20 分钟。

形式: 书面练习。

说明: 观察一下社交关系镖靶,阅读对每种关系的描述,然后根据要求给出你的答案。

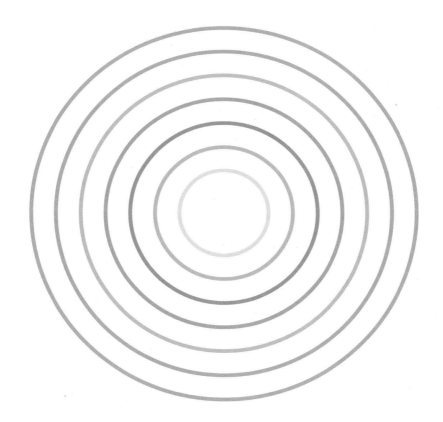

心腹之交: 指那些你可以与之坦诚相见、什么都能说的人,这种朋友的数量相当少(有时可能是 0),因为这种关系需要很多的信任。

最好的朋友: 指那些你几乎可以倾诉任何事的人,但是你仍可能会对他们隐瞒一些私人信息。

亲密的朋友: 指那些经常与你待在一起的人,取决于你是否愿意与其分享你生活中的一些小秘密。

朋友: 指那些常与你一起参加活动的人,但是你很少与他们分享你生活中的小秘密。

泛泛之交: 指那些能跟你友好相处的人,如同事和朋友的朋友。

熟面孔:指那些你常在咖啡店或在生活中见到的人,你认识他们并会跟他们打招呼。

世界上的其他人:几乎有 80 亿人(截止到 2021 年初)。

1.请清点一下你各种类型的朋友。根据圆靶上的每一环,列出属于这一类别的朋友。写出他们的名字,因为清楚地知道这些人是谁很重要。如果你不知道那些"熟面孔"的名字,你可以文字描述他们。

心腹之交:_____

_____

最好的朋友:_____

_____

亲密的朋友:_____

_____

_____

朋友:_____

_____

_____

_____

泛泛之交:_____

_____

_____

_____

熟面孔:_____

_____

_____

_____

2.请统计出每个类别的人数。这是一个能让你发现自己缺少哪种友谊或者你是否把精力投入到正确的人身上的机会。有时你可能会觉得某种朋友不够多,有时你可能会觉得某种朋友太多了。

3.重新调整你在不同关系中投入精力的方式。这会提高你对情感投资和如何处理关系的认识和理解。

4.如果你已经确定了社交圈中你希望拉近关系或深入交往的人,你将会如何实现这一点呢?请写出你的办法。这也许很简单,就像当你在咖啡店里看到一个你认识的人时,主动与他们交谈。同时,可能还需要你跟"太过亲密"的朋友(即已经有过深入交往,并需要你付出更多的精力来巩固关系,但回报却很少或没有回报的人)保持一定距离。

_____

_____

_____

做出并察觉到表达善意的小举动

在我们与朋友、家庭成员及生活中有来往的其他人相处时,存在着许多表达善意的小举动,这些小举动往往会随着关系的发展而慢慢减少或因为生活繁忙而被迫中断。在一段关系中,坚持做出友善的行为是很重要的,这样别人就能知道你欣赏他们,反之亦然。如果你察觉到你珍视的任何一段关系,无论是朋友、伴侣、同事还是家庭成员,正变得紧张或疏远,那么请抽出时间专门为那个人做一些表达善意的事。

时间:15~20 分钟。

形式:行为活动、观察和书面练习。

说明:请有意识地做出表达善意的举动。它可以很简单,就像发送一条短信,只是为了跟他打招呼。人们喜欢被其他人惦记和欣赏。另外,要留意其他人做出的表达善意的小举动。如果你发现他们是在特意表达友善时,请对他们说一些积极的话来强化他们的行为。例如,当他们鼓励你时,及时表达你的感激之情:"我真的很感激你能打电话给我,也谢谢你给我的祝福。"

通过专门的练习来更频繁地做到这一点。通过强化他人的积极行为或者自己做出积极行为的方式,来改变自己的行为,以此鼓励其他人在人际交往中保持友善。

根据以下要求给出你的答案:

列出 3 件你曾经为某人做过,但没有一直坚持做下去的事。如果重新开始做的话,这些事会增进你们之间的关系。

1.＿＿＿＿＿＿＿＿＿＿＿＿＿＿＿＿＿＿＿＿＿＿＿＿＿＿＿＿

2.＿＿＿＿＿＿＿＿＿＿＿＿＿＿＿＿＿＿＿＿＿＿＿＿＿＿＿＿

3.＿＿＿＿＿＿＿＿＿＿＿＿＿＿＿＿＿＿＿＿＿＿＿＿＿＿＿＿

别人为了接近你,正在或过去已经做了哪些事情?把这些事情写下来。在你清楚了这些事之后,告诉做出这些事的人,你很感谢他们的这些举动。

＿＿＿＿＿＿＿＿＿＿＿＿＿＿＿＿＿＿＿＿＿＿＿＿＿＿＿＿＿＿＿＿

＿＿＿＿＿＿＿＿＿＿＿＿＿＿＿＿＿＿＿＿＿＿＿＿＿＿＿＿＿＿＿＿

＿＿＿＿＿＿＿＿＿＿＿＿＿＿＿＿＿＿＿＿＿＿＿＿＿＿＿＿＿＿＿＿

发现你的爱的语言

与人沟通的部分目的,是了解他们如何接收信息。当涉及接收爱、情感或别人的欣赏时,这一点尤其有意义。人们用不同的方式表达和接收爱。Gary Chapman 在他的《五种爱的语言》(*The Five Love Languages*)一书中,谈到了五种"爱的语言"。这些爱的语言几乎可以适用于任何类型的关系,但需要注意的是,部分爱的表现只能使用于伴侣间。你可以将此练习视为学习额外的技能,因为典型的 CBT 中并不包括这一点,但在本质上(所有你可以做的事情)显然都是行为性的。

时间:20 分钟。

形式:阅读,对话和书面练习。

说明:跟某个对你来说很重要的人坐在一起,与其讨论每种类型的爱的语言(如果你愿意的话,你可以先说)。请轮流分享你们曾用过哪种爱的语言来表达自己对他人的关心。然后轮流分享哪种爱的语言能让自己感到被关心。根据以下要求给出你的答案。如果你正在与另一个人对话,他们可以口头回答。

肯定的话语:有些人需要在一段关系中听到积极的话语,以此来感受到被爱和被欣赏。这些话可能很简单,就像对他说一声"我爱你"或者告诉某人他或她很好看。对一些人来说,语言表达能让他们很好地与人沟通爱。

身体接触:有些人喜欢被抚摸或被抱住。这可能是一个拥抱,一次真诚的握手或是非常亲密的肢体接触。

礼物:有些人喜欢通过接收礼物来感受爱。在他们看来,礼物说明有人在惦记着他们。

服务行动：当有人采取行动为某些人提供帮助时，这些人会感受到爱。请做些能为其他人提供帮助的事情，这是一种表达爱的有效方式。

优质时间：有些人需要不被打扰的，与某人待在一起的时间，以此来感受到被爱和被关心，优质时间通常很重要，因为这能促进一段关系的长久、健康。无论你们是一起划皮艇还是一起看电视，优质时间都会加强你们之间的关系，因为这为你们提供了更多相互了解的时间与机会。

根据以下要求给出你的答案：

你曾用哪种爱的语言来表达你对其他人的关心？是否对不同的人采用了不同的方式？

_____

_____

_____

哪种爱的语言会让你觉得自己是被欣赏的？同样的，是否对不同的人有不同的看法？

_____

_____

_____

你不愿意使用哪种爱的语言？为什么？你是否对其有任何认知歪曲？

_____

_____

_____

哪种爱的语言让你觉得不舒服？为什么？你是否对其有任何认知歪曲？

_____

_____

_____

练习用心倾听

当我们在对话时，非常容易在没有真正了解到对方想说什么的情况下，急切地表达自己的看法。深化关系的一种方式是在别人说话时用心倾听。这意味着你需要将注意力完全集中在他们身上，不要随意地评判他们说的内容，不要迷失在自己的想法中（消极的或其他的想法），同时不要急于下定论（读心术），并且不要只顾表达自己的想法、观点或建议，而没有认真去听别人所说的话。这需要很多练习，而且你现在就有机会做。

时间：15分钟。

形式：对话。

说明：当下次你的朋友或家庭成员带着需要解决的问题找到你时，请试着用心倾听。全神贯注地听他们在说什么。他们用什么样的语气？他们的语速有多快？他们的感受可能是怎样的？他们的面部表情像是在传达着什么？当他们停下时，给予他们一定的时间调整，等一会后再继续。当轮到你发言时，回顾你听到的内容，然后对他们提问。请表现出你对他们的关注。如果他们询问你对于这个事件的看法，绝对不要笼统地回答、贴标签或是主观评判。请检查一下你是否有任何认知歪曲，重构语言后再给出你的回答。

提示：如果你想马上开始这个练习的话，请找一个人和你一起完成。

考虑他人的需求

故意的自私与下意识地把自己的需求、欲望放在他人的需要前是有区别的。如果你是故意自私的人，那意味着你相信自己想要的或需要的，比别人的想要的和需要的更为重要。这种行为会严重地影响一段亲密关系，引起强烈的怨恨，并有可能导致这段关系的终结。

无意的自私是另一回事。直到你发现它的存在，你才会意识到自己是自私的。例如，你可能对某人的职业选择提出了自己的观点。你的初衷是好的，并且考虑到了什么对他最好，但你的部分目的是希望你所说的明智的建议，能够得到他的赞扬和重视，可你并没有考虑到他们热爱现在的工作，并且不想做出改变。你沉浸在被他视作好朋友，希望得到他的肯定的想法中，所以你忽略了这个人因为你的观点而感到不高兴的事实。这就是无意的自私如何影响了你与其他人的关系。

　　无论你的自私是有意的还是无意的,如果你的伴侣、亲密的朋友或家庭成员指出你没有考虑到他们的需求,如果你得出了你确实是自私的这样的结论,那么退一步,分析现状并改变你的行为是非常重要的。如果你重视这段关系,并想保证它完好无损,那么是时候在你的需求和你所爱的人的需求之间寻找平衡了。以下的练习可能会有所帮助。

接受其他人的观点

　　有些时候因为你想要做某事或认为你的方法是最好的, 你可能会期望别人和你有同样的感受。你无法想象他们和你不一样,当他们反驳时,你的感情可能会受到伤害。坚持自己的方式而不考虑其他人的想法是一种自私的行为,即使你认为这对所有人来说是最好的。与其试图说服他们,不如试着接受事物的本来面目,这是因为他们和你可能有不同的愿望和需求。

时间:20 分钟。

形式:对话练习。

说明:下次当你想和朋友一起参加某个活动,并且需要做一个不只影响你自己的决定时,不要试图说服别人你想要和需要的东西是最重要的,倾听他们的观点,如果这个观点与你的不同,要学会接受它。请遵循以下步骤。

　　1.表达你想要或需要什么,并询问他们的想法。例如,你可以说:"这个周末我想和你们一起去徒步旅行,我需要到大自然中去。你觉得怎么样?"

　　2.听听他们的回答。也许他们会认为你的建议很好。但如果他们不这样想的话,你应该接受他们的观点并倾听他们想要和需要的是什么。例如,他们也许会说:"现在有点太冷了,不适合远足。我更愿意去看电影放松一下。"

　　3.你的第一反应可能是说电影院太闷了,然后开始生气。你可能会试着说服他们这种天气非常适合徒步旅行。你可能会因为他们没有满足你想到大自然中去的需求而生气。这些反应都没有考虑到他们的观点,这样可能会导致认知歪曲,例如,"他们认为我在这种天气想去徒步旅行是疯了"或"他们根本不关心我的需求。"

　　4.你的任务是从根本上接受事情本身,不加评判:朋友们这个周末不想和你一起去远足。总会有人不喜欢你的想法。这并不意味着你或你的想法有问题。这只是意味着他人对于喜欢的东西与你有着不同的看法。每个人都有自己的观点，包括你。或许下周末他们会有不同的想法。

5.也许有一个折中方案(即替代活动)，这个活动是你们都会喜欢，且能满足他们放松的需要和你想去大自然的需要。如果没有，你可以寻找另一个喜欢远足的伙伴，并在未来再和他们重提这个想法。

询问"什么对你来说是重要的"

一段关系的陷阱之一就是我们不经询问就认为自己知道对方需要什么。这属于"读心术"的认知歪曲范畴，是贸然下结论的一种类型。我们经常基于自己的不安全感和观点对他人做出假设。通过直接询问来确定对方需要什么是至关重要的。

时间: 20 分钟。

形式: 对话练习。

说明: 想象一下，在你的生活中有一段亲密的关系，你发现自己过分专注于确保对方的快乐和满足。你可能会发现自己没有问过他们，就想当然地认为他们需要某些东西。他们是否需要你帮他们叠衣服，每天早上监督他们吃维生素，干预他们的社交关系问题等?与其假设，不如提出清晰简洁的问题，其中最好的问题之一就是"对你来说重要的是什么?"紧随其后的是"我有什么可以帮助你的吗?"

通过提出这些问题，你将清楚地了解其他人的需求和愿望，以及他们希望如何满足这些需求。你也可以要求他们也问你这些问题，这样你们就可以建立一个双向的对话，讨论你们如何才能最好地支持对方。没有人可以期望一个人能满足他们所有的需求和欲望，但你们可以尽自己最大的努力丰富对方的生活，情感上的给予和接受是最重要的。

接受别人本来的样子

当你不接受一个人本来的样子时，尤其是和你一起生活的人，你可能会陷入认知歪曲，认为他们应该或不应该以某种方式满足你的需求和欲望，你可能因此感到沮丧、愤怒或怨恨。每个人做事的方式都不一样，在任何一段关系中，你可能会喜欢你的伴侣和朋友的某些方面，也可能会发现你不喜欢的一些方面。学会接受别人本来的样子(除非对方有虐待行为)，是一种善良和体贴的行为。

时间：20 分钟。

形式：对话练习与观察练习。

说明：对于你的伴侣、密友或家人，你最讨厌他们身上的哪一点?也许当你们在一起散步的时候，他们会停下来和所有的邻居聊天;也许他们把脏衣服堆在衣柜里;或者他们喜欢睡懒觉，但你是一个早起的人，你总是要等他们起床后才能开始你的一天。这些事情很容易让人生气。

与其妄下判断——例如，认为"她是个长舌妇""她很邋遢"或"他们太懒了"，不如练习接受。大多数情况下，他们并不是故意让人讨厌或怀有恶意。他们只是表现出一种与你不同的行为模式。不要批判他们的行为，只需注意并描述它。然后让他们知道你的感受，并借鉴之前的练习，告诉他们什么对你很重要及为什么。

最好聚焦自己的情绪。当你感到愤怒、受伤或烦恼时，很难不发火(如果你这样做了，原谅自己，必要时道歉，然后回到不带偏见的状态)。只需要观察你的情绪，然后解释你的感受。例如，"我们散步锻炼时，你停下来和别人聊天，我感到很烦。我是来锻炼身体的，不是来社交的。"然后给对方一个回复的机会。也许你的散步伙伴把快步走视为社交的机会或者对方只是一个天生友好的人，不由自主地与人互动。用接受的态度来处理这种情况，冷静地分享你的感受，可以让你们进行一次很好的对话，讨论你们在关系中如何满足自己的需求。

你可能会学会接受某些习惯，这些习惯不一定会伤害你们的关系，但其他的可能会导致关系破裂。例如，对方吃饭时咀嚼的声音是否太大?接受它。对方是否缺乏沟通技巧，导致了频繁的误解或争吵?你仍然可以接受对方在这方面的挑战，同时让对方知道你的感受和什么对你来说是重要的。

弄清楚你能接受什么，然后练习放下一些无关紧要的小事情。这样，当更大的事情出现时，你们双方可能会更认真地处理这件事。

[调整]

压力会耗尽我们平时专注于维系人际关系的精力，所以当我们失衡时，重新关注我们关心的人是至关重要的。一个人退出一段关系的原因有很多，无论是浪漫的还是其他的关系，一个常见的问题是沟通不畅。如果一个人试图解释他们的感受，但无论他们说什么，都感觉不到被倾听，他们可能会停止试图满足自己的需求或表达自己的感受。

有时候，一个人会在一段关系中封闭自我，因为他们没有情感能力来处理发生的事情。这可能是因为他们缺乏足够的应对技巧，难以调节自己的情绪。他们可能会对一段关系中动态发生的事情感到不知所措、焦虑、受伤或沮丧。他们会将问题置之不理而不是勇敢面对，因为这样他们就不必处理源于关系问题而产生的、具有挑战性的情绪。这可能会让处于关系中的双方都感到困惑。如果一个人退缩，另一个人可能会认为对方不够在意这段关系。只有通过沟通，你们才能知道对方在想什么。如果上述这些例子中有符合你情况的描述，那么是时候重新审视自己是否存在认知歪曲并重新调整了。

使用"我"的声明

使用"我"的声明来表达你的感受是一种很好的方式。当你感到生气或受伤时，很容易陷入责备的模式，例如，"你让我生气了"或"你不在乎我们的关系"。这是一种咄咄逼人的沟通方式，它会让对方感到被攻击并处于防御状态，结果是，对方会置之不理。

时间：20分钟。

形式：对话。

说明：安排一个时间，当你有空与那个跟你已经不太合拍的人谈谈时，用"我"的声明来告诉他们你的感受。例如，假设你的好朋友总是在你们打电话时催促你挂断电话。当然，你可以直接说，"你忙得连跟我说话的时间都没有！"但这可能会导致对方的防御性反应。

相反，你可以说，"当你没有时间和我说话时，我会感到很受伤。"请注意"我"的声明的简单形式："当你……，我感觉……"一旦你表达了你的感受，作为奖励，你可以通过使用另一个"我"的声明来赞美你的朋友，让他们知道为什么这种情况对你很重要。例如，"我真的很珍惜与你的友谊，我想念我们一起聊天的时光"最后，你也可以寻求他们的帮助。"我们能做些什么来解决这个问题？"也许你的朋友会建议在你们都不忙的时候安排一个时间谈谈。

你们可以合作起来解决问题，而不是把问题归咎于任何人。使用"我"的声明，加上赞美对方，然后寻求帮助，反过来也可以帮助关系中的每个人学会拥有自己的感受，倾听对方的意见，共同做出努力来改善关系。

重构四种破坏性沟通方式

沟通是人际关系中不可或缺的一部分。当你能够学会有效地沟通并表现出你关心他人的感受时,你就可以与你关心的人重新达成共识。Gottman 研究所根据其研究提出的四种破坏性沟通方式可以预测一段关系的结束。这些沟通方式包括批评、蔑视、防御性态度和搪塞。如果你的冲动使你在人际关系中采取了这些沟通方式,那么你的人际关系可能会出现问题。幸运的是,你可以将以下这些重构破坏性沟通方式应用于各种类型的关系。

时间:20 分钟。

形式:书面练习。

说明:通读关于"四种破坏性沟通方式"的描述,然后根据提示做出反应。

四种破坏性沟通方式

批评:批评别人的行为或性格,例如,"我不喜欢你打扫厨房的方式。你为什么不能做得更好呢?"

蔑视:辱骂、讽刺、嘲笑或模仿他人,例如,"你太懒了。"

防御:防御性地回应评论,例如,"你是什么意思?! 我怎么会知道这件事?! "

搪塞:当一个人故意忽略另一个人时,会变得刻薄。这是一种尤其令人感到不适的破坏性沟通方式。

现在回想一下最近发生的一次争执及你的表现。回答以下问题:

四种破坏性沟通方式有出现吗?如果有,是哪一个?

_____

_____

_____

问问你自己:"争执引发了我什么样的情绪?为什么?"你的感觉是有原因的,试着找出原因是什么。接下来,注意是否存在任何认知歪曲,看看你能否重新构建你的想法。

_____

_____

_____

　　写下一些"我"的声明，可以用来表达你当时的感受。

_____

_____

_____

　　将来，如果你发现自己有上述任何一种行为，重新构建你的想法以消除认知歪曲，同时重新组织你的回应方式，通过使用"我"的声明和寻求帮助来表达自己的感受。

［努力平衡关系］

　　经常，在一段关系中负责任的人会看起来掌握着这段关系的主导权。这个人可能是你的配偶、最好的朋友、教练或老板。事实上，没有人能够（或者试图去）真正控制另一个人。我们每个人都可以决定采取或不采取什么行动。在任何类型的关系中，在做出对你们双方有影响的选择之前，询问对方的感受是很重要的。你也可以设定一个界限，让对方在代表你做决定前先和你核实一下。

　　话虽如此，负责任的人和过度控制的人是有区别的。**如果你的伴侣不允许你社交，控制你的财务或在性、身体或情感上虐待你，请拨打报警电话。**撇开虐待不谈，改变任何类型的关系中的动态变化以便使关系更平衡是有可能的。每个人都要对自己负责。思考什么对你来说是重要的，并在一段关系中表达你的愿望和需求，记住不同类型的关系可以满足不同的愿望和需求。

知道期待什么

　　有时很难知道在不同类型的关系中，该期待什么及如何与人互动。人们很容易误把老板、同事、员工、老师、学生等当成朋友。虽然有些工作场所会营造这样的环境,但在大多数情况下,和你做生意的人不一定是你的朋友。同样,你的朋友也不是你的另一半,你的另一半也不是你的老板、学生或老师。每种类型的关系都有不同的角色和期望,这些角色和期望会影响你在关系中的行为方式。

时间: 20 分钟。

形式: 书面练习。

说明: 选择一段感觉不平衡的关系。回顾前述"评估你的社交关系网"内容,根据要求给出你的答案。

1.问问自己,"这个人对我来说是谁?"让我们以你的老板为例。因为你要向他们汇报,所以这种关系在权力上有些不平衡是很自然的。当你想早点回家带生病的狗去看兽医时, 你不能指望老板会像你最好的朋友那样富有同情心。事实上,老板可能会给你一个冷漠的回应,让你对他们的行为感到难过。

_____

_____

_____

2.你将会在这个人身上采取什么行动规则?这些行动规则与你对其他人使用的规则是否一致?当你向同事抱怨老板的态度时,你是否期望同事像你的伴侣或朋友那样倾听你的意见?

_____

_____

_____

3.你觉得你们的关系需要更加平衡吗?怎样才能使你向另一个人表达自己呢?请记住使用"我"的声明。对于你的老板,你可能会说:"当我为了处理私人事务向你请假时,你的反应让我很难受,我感到很沮丧。我们可以做些什么来确保我们进行的讨论是有效的,可以同时满足我们两个的需求?"

_____

_____

_____

4.你是否将对方的反应个人化了?我们并不总能洞察每个人的内心世界。也许你的老板因为(某些)与你无关的原因而脾气暴躁,尽量不要把他们的行为个人化。你如何重新定义对你所关注的关系可能产生影响的认知歪曲?

_____

_____

_____

面对关系恐惧

如果你觉得你与某人的关系不平衡,那可能是因为你对这段关系有一些恐惧。即使他们没有意识到,这种恐惧也可能会让其他人控制你或者可能是害怕让别人靠近你。我们都有恐惧,但不必因为恐惧破坏我们的关系。这个练习可以帮助你识别恐惧并学会面对它们,这样你们的关系就像一条双向的街道,两个人可以共同旅行,有时同行,有时向相反的方向行走。

时间:15~20分钟。

方式:书面练习。

说明:虽然恐惧的感觉可能是真实的,但这些想法值得剖析,这样你就可以检验你恐惧的合理性,然后选择是否采取措施来面对让你害怕的事情。根据要求给出你的答案。

你对这段关系的恐惧是什么?

_____

_____

_____

这种恐惧可能来自哪里?

_____

_____

_____

什么想法与恐惧有关?

_____

_____

_____

想法中可能存在哪些认知歪曲?

_____

_____

_____

可能发生的最糟糕的事情是什么?

_____

_____

_____

这种糟糕的结果有可能发生吗?为什么可能或者为什么不可能?

_____

_____

_____

如果最坏的事情发生了,你能做些什么来应对?

_____

_____

_____

可能发生的最好的事情是什么?

_____

_____

_____

这种最好的结果有可能发生吗?为什么可能或者为什么不可能?

_____

_____

_____

最现实的结果是什么?

_____

_____

_____

你可以采取什么行动来帮助自己?

_____

_____

_____

你会对有类似恐惧的朋友说些什么?

_____

_____

_____

　　做完这个简单但有用的练习后,你可能会发现你对这段关系的恐惧并不像以前那么显著了。当你不那么害怕时,你可以更自信地与关系中的另一个人见面,这将有助于平衡关系。如果你发现自己在人际关系中经常感到恐惧,你可能需要与治疗师交谈,他们可以为你提供额外的指导和技巧,以解决你特定的恐惧。

不要反复确认

　　在不确定的情况下,人们会反复确认以使自己放心。难以容忍不确定性是所有形式的焦虑的共同因素,因此建立对不确定性的容忍是许多 CBT 治疗的核心方面。讽刺的是,有时过于频繁的反复确认会对我们的关系产生负面影响,造成关系的不平衡。如果我们不断地反复确认,对方最终会对期望让我们放心这件事感到厌倦,导致关系变得紧张,甚至可能是单方面的。控制反复确认行为意味着我们需要容忍不确定性,并重新将注意力集中在生活的其他领域。

时间:10 分钟。

形式:书面练习。

说明:想想你生活中的关系,你不断地与对方核对以确保一切正常。这可能发生在你与其他人或最好的朋友或室友之间。也许你反复确认是因为过去的某些行为而不信任他们或者你担心你们的关系出现问题。无论如何,信任是关系中不可或缺的一部分。没有信任,关系就会失衡。开放的沟通对于开始重建信任很重要。

让我们看一些你可能想要反复确认的常见场景。想想在这种情况下你的冲动可能是什么,以及你可以做些什么。

举例如下:

情景 1:你的朋友告诉你,他们需要工作到很晚,稍后会打电话给你。

你的反复确认的冲动:发短信或打电话询问他们何时会打电话给你,这样你就可以计划你的时间。

替代反应:给你的朋友一些时间来处理他们的工作,不要等电话,你可以做些其他的事。如果他们在你有空时来电,那很好! 如果没接到,你可以给他们回电话。

情景 2:一位家庭成员正在打电话,但你不知道他们在与谁通话。

你的反复确认的冲动:在他们谈话的过程中询问他们在和谁说话。

替代反应:远离他们谈话的地方;可以去散步或自己打电话。

情景 3:你经历过欺骗,现在你有了新的亲密关系,但担心同样的事情会再次发生。

你的反复确认的冲动:当新伴侣离开房间时,检查他或她的手机短信或通话记录中是否有你不认识的电话号码。

替代反应:不要查看新伴侣的手机。走进你的新伴侣所在的房间,和他或她谈谈你觉得有趣的事情或者你一直在想的事情。建立信任需要时间,需要双方的努力,但这是值得的。

现在,想象自己处于亲密关系中的情况中,你有反复确认的冲动,并在这里描述:

_____

_____

_____

你可以尝试什么替代反应？

_____

_____

_____

学习总结

　　正如你现在所了解的,健康人际关系的基础是沟通,包括倾听和坚持自己的主张。如果你一直在努力寻找自己的声音,坚持自己或者设定界限,你现在有了可行的策略来练习。当你知道可以期望从人们那里得到什么(反之亦然),并向其表达你的关心时,你正在强化对你来说很重要的关系,并更能接受他们的本来面貌,包括所有怪癖。如果一段关系偏离了轨道或失去了平衡,你可以调整策略。翻开本章回顾你的练习条目。思考你在每个练习中收获的经验。回答以下问题:

　　哪些练习最有帮助,为什么?

_____

_____

_____

　　你最不喜欢哪些练习? 你需要再试一次吗?

_____

_____

_____

　　你有没有跳过哪些练习? 为什么?

_____

_____

_____

　　你从本章中学到的最有价值的经验是什么?

_____

_____

_____

你在哪些方面还需要加强?

_____

_____

_____

下一步你将采取什么行动,以及何时行动?

_____

_____

_____

管理压力、焦虑和愤怒 04

　　生活中偶尔的压力、焦虑和愤怒情绪都是正常的,但当它们过于沉重,并日复一日地干扰你的正常生活时,练习 CBT 技能可以帮助你管理这些情绪。这 3 种情绪之所以被归类在一起,是因为它们经常同时发生,但它们不一定同时存在。你可以感到压力而不感到焦虑或愤怒,你也可以感到愤怒而不感到压力或焦虑。让我们在本章中了解这些情绪,学习如何处理可能出现的认知歪曲。你越是能够正确处理它们,你就会对自己的情绪管理和在生活中的表现越有信心。

[管理压力]

　　压力会给我们带来情绪上的失落，以及躯体上的各种感觉，还会影响我们生活的其他方面，如饮食和睡眠、注意力和思维集中能力，以及人际关系。虽然压力往往很明显（对你和其他人），但有时你很难注意到自己的压力，这可能导致你与身边的人发生冲突。之后你可能会后悔自己的言行。

　　通常情况下，当有压力时，我们往往会感到不知所措，并把事情想得很糟糕。可能你会担心自己无法处理所有工作，并开始产生灾难化的想法。可能你已经向公司请了很多天假去处理家庭问题，你在晚上加班的同时照顾孩子、干完家务活，但最后依然无法按时完成工作报告。突然间，你认为家庭问题永远不会好转，你可能会被解雇，家庭关系也变得如一团乱麻。这种歪曲的思维与你的压力有关。幸运的是，通过使用本章的 CBT 技能，你可以采取措施让自己平静下来，同时纠正任何认知上的歪曲，以便更好地正视现实。

压力冥想

　　当压力重重时，你可能会感到即将被压垮。你也可能变得专注于你身体的感觉，从而失去对周围的人和事的关注。压力也会使你感到更加紧张和易怒，这反过来会使你在行为上爆发，说或做一些非自己本意的事情。你可能还不知道如何处理这些情绪。没关系，这个练习可以帮助你学习当压力水平失控的时候该如何应对。

　　时间：20 分钟。

　　形式：冥想和观察。

　　说明：花点时间安静地感受你的压力，让它们顺其自然。你所需要做的就是找一个座位，闭上眼睛，专注于自己的呼吸。

　　1.以一个舒适的姿势坐着，闭上眼睛。

　　2.用鼻子深吸气，用嘴呼气，做 4 次深呼吸。

　　3.观察你在哪里感觉到压力。压力通常表现为身体某些部位的紧张感。

　　4.用鼻子深吸气，用嘴呼气，做 4 次深呼吸。

　　5.让你的思绪徜徉。

　　6.把你的思绪想象成天空中飘过的云彩。

7.用鼻子深吸气,用嘴呼气,做 4 次深呼吸。

8.重新观察你身体中感到压力的部位。

9.重复步骤 2~8。

10. 20 分钟后,压力可能不会完全消失,但你可能会感觉到更平静、更理智。

对以下问题做出回答。

你在身体的那些部位感觉到了压力?

_____

_____

_____

你注意到了什么想法?

_____

_____

_____

释放你的想法能让你平静吗?如果是这样,为什么?

_____

_____

_____

释放你的身体感觉能让你平静吗?如果是这样,为什么?

_____

_____

_____

练习 5-5-5 呼吸

有节奏的呼吸(缓慢的、深沉的、腹式呼吸)是一种尚未被充分认识到的自我调节形式,通过减少神经系统的兴奋性和促进放松反应,帮助身体恢复平衡。当身体更加放松时，你就更容易看清事情。随着呼吸和身体的放松，你可能会清楚地意识到，你的一些应激性思维包含着认知歪曲，而你可以过后重新规划。

时间：10~15 分钟。

形式：活动。

说明：舒适地坐在椅子上、地板上或任何你觉得最自在的地方。吸气，同时在心中慢慢地数到 5。呼气，同样默数到 5。等待 5 秒钟，再吸气。在练习时间内重复这个过程。

在呼吸的时候，你会感到身体开始放松。紧张的想法可能会在你的脑海中闪现；毕竟，当你开始这个练习时，你的感觉是紧张。注意这些想法，但要提醒自己，你不需要做任何事情。你的练习任务只是呼吸。

压力触发因素

有时，让我们感到压力的并不是什么大事情，而是很多小事情同时出现。突然间，你感到自己只是处于"濒临崩溃"的状态，但实际上你已经达到了一个临界点，你不确定是什么让自己达到了这个临界点。花一些时间来确定你的压力触发因素，可能是你给自己的压力太多了。

时间：15 分钟。

形式：书面练习。

说明：下次当你告诉自己"我焦虑不安"时，请停止你正在做的事情，并回答以下问题。

是什么导致了这种情况的发生?在你明确自己的压力有多大之前，你的感觉如何?你在想什么?例如，也许你当时感觉很紧张，有一个想法出现在你的脑海中，例如，"我永远不会在 5 个小时内完成这项工作"。

_____

_____

_____

是什么触发了这个想法？也许这项任务本身就需要花费 5 个小时以上的时间才能完成，但你却给自己施加压力，逼迫自己在 5 个小时内完成。

_____

_____

_____

你的什么想法导致压力被激发出来？也许是"如果我不完成这个任务，我就会让大家失望"，或"我是一个完全失败的人"，或"我从来没有按时完成任何事情"。

_____

_____

_____

找出这些想法中的认知歪曲。

_____

_____

_____

试着想出一个更平衡的思考方式。如果你不在 5 小时内完成任务，到底会发生什么？

_____

_____

_____

管理焦虑

焦虑是一种常见的情绪，许多人都在与之斗争，但长期处于需要接受临床治疗的焦虑水平和不太强烈或偶尔出现的焦虑感之间是有区别的。焦虑是一种与感知到的威胁有关的情绪。如果一个人认为他正面临着危险，他的身体就会激活"战斗或逃跑"警报。这可能导致身体出现症状，如心跳加速、手心出汗、发抖或头晕，思维也可能快速运转。

有的时候，触发因素是明确的，有的时候是不明确的。触发因素对不同的人来说也是不一样的，例如，某些触发因素对一个人来说可能是一种威胁，对另一个人来说可能是"小菜一碟"。当然，有时焦虑的感觉是正确并有帮助的，并非所有的焦虑感都是坏的或不适当的。

人们一般会因为不同的原因而感到焦虑。当你由于特定的情景而感到焦虑时，如演讲、旅行、生病等，焦虑往往会在情景结束后消失。患有焦虑症的人则不同，症状持续存在并会严重影响生活质量和工作能力。这一类别的疾病有很多种，但以下是常见焦虑障碍的几个例子。

01　广泛性焦虑症

广泛性焦虑症患者有长期忧虑。他们担心许多不同的事情，更多的时候，一天中的大部分时间都在担心，并且他们很难、甚至不能控制这种担心。忧虑产生的普遍焦虑感不断干扰着他们，使他们感到不安、危险、易怒和紧张，可能在工作、学校或家庭中难以集中精力。这可能会导致他们的睡眠出现问题。广泛性焦虑症的首选心理治疗方法是 CBT，如果有必要，药物治疗也会有帮助。

02　强迫症

强迫症患者会反复经历侵入性思维、冲动或感到被迫做某事（精神或行为），最终给他们带来巨大的痛苦或扰乱他们的生活。例如，患有强迫症的人可能过度关注污垢和细菌，由于担心自己或他人生病而反复洗手。另一个例子是，由于害怕家中被盗窃或发生火灾，而强迫自己一遍又一遍地检查门是否锁好或炉子是否关好。强迫症的心理治疗方法也是 CBT，而药物治疗也同样有帮助。

03　恐慌症

恐慌症患者会经历反复的惊恐发作，发作之前往往突然出现一种即将到来的恐惧感。惊恐发作会使人认为自己快死了、快疯了或即将失去控制。

有时恐慌症患者不敢离开自己的家，因为他们害怕会发生危险的事情。这是一种称为恐旷症的相关疾病。恐慌症和恐旷症经常同时出现，幸运的是，这两种病都可以通过 CBT 或药物得到很好的治疗。

04　社交焦虑症

社交焦虑症患者害怕被他人评判。社交场合使他们害怕做或说一些令人尴尬的事情。他们还担心自己会说或做一些冒犯性的事情。由于普遍存在的非理性恐惧,社交焦虑症患者倾向于避免与他人相处。这种情况可能导致孤立和抑郁。值得庆幸的是,CBT 可以治疗社交焦虑症。它可以帮助患者解决歪曲的思维模式并面对他们害怕的社交场合,从而使他们最终可以在没有焦虑的情况下与人相处,甚至享受其中(本章中的一些练习专门针对这一点)。

如果你有焦虑症或者你只是想控制自己在某些情况下的焦虑感,练习 CBT 技能可以帮助你。如果焦虑干扰了你的正常生活,可以向 CBT 治疗师寻求帮助。虽然焦虑会使你感到失控或无助,但它是可以治愈的,你可以采取积极的方法来管理你的焦虑情绪。下面是一些帮助你理解和应对焦虑的练习。

想象平静

想象你身处在一个可以帮助你减少焦虑的平静的地方。也许你可以想象自己躺在沙滩上或者想象自己站在瀑布附近,在森林里,也可以是在自己的卧室里。许多环境都可以让你处于这种平静的状态,选择适合你的环境就好。这个练习对一般的焦虑非常有帮助。

时间:20 分钟。

形式:冥想和书面练习。

说明:去一个你可以独处的地方,设置一个定时器,然后做以下事情。

1.舒适地躺在你的床上、瑜伽垫上或地板上。闭上眼睛,想象一个能带给你平静感的地方。

2.将一只手放在腹部,用鼻子吸气,用嘴呼气,同时想象这个平静的空间。

3.感受你的身体在地板或床上的重量,使自己放松(焦虑会使人感到"他们离开了自己的身体",所以放松会有帮助)。你现在就在这里,就在这一刻。

4.当定时器响起时,睁开眼睛。你可以带着这种平和的感觉度过一整天。当你开始感到焦虑时,利用这个平静的地方,把你的焦虑想法引导到一个平和的空间。

你的平静之地在哪里?在你想象平静的过程中出现了什么想法和感觉?注意是否有认知歪曲,如果有,你应该如何重塑它们?

唱出你的焦虑

音乐是一种表达感情的美妙方式。当你焦虑的时候,有大量被压抑的能量。有时分析这些焦虑的感觉并不能缓解这种情绪。这时,唱歌可以帮助你。唱歌及哼唱是缓解焦虑的手段。换句话说,它是一种容忍你内心情绪的方式。此外,当你唱歌时还会发生一件有趣的事情:它可以改变你的想法,即使你使用的是完全相同的词。因此,唱歌可以"化解"你的焦虑。这个练习是为了帮助你表达你内心的感受。

时间:10分钟。

形式:活动和书面练习。

说明:在淋浴时,大声唱出你最喜欢的歌曲或哼唱你最喜欢的旋律。如果你不想在淋浴时唱歌,可以在车里唱,甚至在街上唱。不必在乎别人对你的看法,这个练习最重要的是少想,多做。

选择的音乐由你自己决定。你可能会选择愤怒的音乐,有人觉得这是表达焦虑的好方法。或者你会选择一首欢快的摇滚歌曲来配合那些焦虑的想法。无论你做什么决定,用你焦虑的能量在歌声中表达你的沮丧。你甚至可以唱出你的焦虑想法!例如,你可以把你的想法变成一段说唱。这可能会帮助你把你的想法与你的身份分开,减轻这些想法对你的威胁感。无论哪种方式,事后,你可能会感到更踏实,焦虑感更低。

你选择了哪首歌,唱完后你的感觉如何?当你唱的时候和想的时候,你的想法是否感觉不同?

_____

_____

_____

_____

开始一个可能引起焦虑的项目

焦虑令人沮丧的一点是,它可以使人麻痹。你想采取行动,但感觉不可能。朝着一个项目迈出一步可以帮助你减少对下一步的焦虑,以此类推。

时间:10 分钟。

形式:书面练习和活动。

说明:对以下问题做出回应。

1.找出一项感觉艰巨的任务。

2.将任务分解成 10 个小步骤。

(1)_____ □

(2)_____ □

(3)_____ □

(4)_____ □

(5)_____ □

(6)_____ □

(7)_____ □

(8)_____ □

(9)_____ □

(10)_____ □

3.每当你完成一个步骤后,钩选方框以显示你完成了任务。

这里有一个例子可以帮助你。例如,你需要打扫房间,但你讨厌做清洁,并且感觉无法做到。

你只需要从做一件小事来开始。在地板上寻找所有明显是垃圾的东西。也许是旧报纸或零食的包装纸。这些都是你可以扔掉的东西。这只是迈出的一小步。之后,你可以确定下一个步骤。也许这意味着把地板上的所有衣服都放进篮子里。

将任务分解成一个个小步骤,按步骤做下去,你就有可能完成。如果你需要把一个步骤分解成更小的步骤,这很好。如果你需要休息,那也没关系。

朝着你的目标采取行动,你会感觉到你完成了一些事情。这种成就感往往会增加你进行下一步的动力。你还可能学到一些关于你的焦虑和焦虑管理能力的重要知识。你会对产生的动力感到惊讶,而且你完成的任务往往往会比你想象的要多。

提示:虽然大多数人认为动机先于行动,但事实上,通常是行动(如上述练习中的小步骤)先于动机。换句话说,不要等到你觉得有动力的时候才去做某件事,否则你可能会一直等下去! 相反,要用小的、可控的步骤开始做一些事情,然后再看之后你会感到多么有动力。

了解你的社交焦虑

如果你有社交焦虑症,你可能害怕在社交场合被评判或排斥。没有人愿意被评判或排斥,所以你的担心是正常的。然而,对一些人来说,这种恐惧可能会被过度放大,并使他们有强烈的无力感,导致他们无法寻求或安然享受他人的陪伴。此外,你还可能因为害怕而惩罚自己。对抗社交焦虑的第一步是了解它。

时间:10 分钟。

形式:书面练习。

说明:你的头脑很可能在夸大你对社交场合的恐惧。你可能在想象最坏的情况(灾难化)。重要的是要注意,我们最担心的事情大多不太可能发生,尤其是在社交场合。当你把害怕的东西呈现在书面上时,它对你的影响就会减少。

在下面的表中,在第一栏列出你能想到的与社交有关的恐惧。然后针对每一种恐惧填写第二和第三栏的内容。

我担心会发生什么?	发生这种情况的可能性有多大?	如果发生这种情况,我可以做什么?

写下可能发生的事情，并发现它不那么可能发生，这有助于减少焦虑，就像意识到即使它真的发生了，结果可能不会像你认为的那样是灾难性的。而且，就算你担心的结果真的发生了，你现在也有了一个应对计划。

审视核心信念以缓解社交焦虑

人们对自己的信念往往早在童年时就已形成。我们都在生命的早期形成了关于自己的核心信念，它们影响我们体验周围的世界，以及我们为自己设定的规则、态度和假设。如果这些核心信念是负面的，我们可能会戴着有色眼镜来看世界。以社交焦虑症为例，如果你的核心信念之一是你不够好，你可能会避开别人，以免让他们发现你比不上他们。这对你的生活没有好处。现在是时候确定并审视你的核心信念了。

时间：30 分钟。

形式：观察和书面练习。

说明：在互联网上搜索"核心信念"，以熟悉它可能包括哪些内容。你可以有积极和消极的核心信念。具体思考一下你在社交场合的焦虑，看看哪些核心信念可能促使你渴望避免这些场合。对以下问题做出回应。

你所确定的一个消极的核心信念是什么？

_____

_____

_____

你认为它可能来自哪里？

_____

_____

_____

基于这个信念，你为自己设定的规则、态度或假设是什么？

_____

_____

_____

你如何挑战和改变这种规则、态度或假设，以帮助你更自信地进入社交场合？

_____

_____

_____

在社交场合练习主动倾听

　　当你有社交焦虑症或在社交场合感到尴尬时，你可能会觉得需要填补谈话中的沉默间隙。静静地坐在那里，不知道下一个人什么时候会说话，这可能会让你感到焦虑。等待和倾听是可以的。不要因为觉得自己有必要说些什么而快速加入谈话中。人们喜欢被倾听，而倾听是参与对话的一种方式。

　　时间：10~20 分钟。

　　形式：对话和书面练习。

　　说明：请你认识的人与你进行一次练习性对话。你的任务是练习主动倾听。要求他们讲述一些有趣的事情。要注意他们在说什么。将你的注意力向外集中在他们身上，而不是向内集中在你的感觉或思考上。当你想知道更多时，就问一个问题。当你不把自己当作每个人关注的焦点时，社交压力就会得到缓解。

　　即使是和熟人在一起，你在倾听的时候也可能会经历一些消极或者侵入性想法。你可能会想"他们认为我很奇怪"，或者"我太笨拙了"。你不需要改变你的想法。让它们存在，提醒自己此刻正在练习主动倾听，然后把注意力转回说话的人身上。

　　你对这次谈话有什么看法？

_____

_____

_____

　　你花了多少时间专注于自己？你花了多少时间专注于对方？

_____

_____

_____

你从对方身上了解到了什么？

_____

_____

_____

如果出现任何认知上的歪曲，就重塑它们。

_____

_____

_____

在你陌生的社交场合中，积极倾听能起到什么作用？

_____

_____

_____

当焦虑与失败的恐惧有关时

害怕失败是一种深刻的、令人不知所措的担忧。当你设想到如果自己不能实现某个目标就可能发生可怕的事情时，就会产生这种担忧。这往往会让人有严重的焦虑，进而导致拖延或放弃。因此，如果你想成功并达到你的目标，你需要面对你的恐惧，尽管它们让你感到焦虑。焦虑并不是一件坏事。事实上，它可以帮助你前进。直面焦虑可以帮助你学会控制它们，从而获得成长。

当你为一个目标而努力时，灵活变通也很重要。如果你的计划不成功，你需要重新评估计划或调整策略。除了付出努力之外，关键是要检查你的焦虑想法，看看是否有证据表明它们是存在的。你可能对一些极不可能发生的事情感到焦虑。在某些情况下，你的前进道路上确实存在阻碍；同时在某些情况下，对你构成威胁的人或事只是你认为或想象的。例如，如果你担心你写的书不好，没有人会喜欢它，这是一种想象中的威胁，需要改正。另一方面，如果你在书中抄袭了别人的内容，并害怕被发现，这是一种合理的恐惧，你应该解决，因为它可能会产生严重的法律后果。

让我们来谈谈如何区分真实的和想象的恐惧，这样你就可以对担心的事情感到不那么焦虑。我们还将讨论如何面对失败的恐惧，努力克服它，并开始实现你的目标。

面对失败，进行积极的自我对话

这个练习让你直面对失败的恐惧，了解你在这方面对自己有哪些消极的信念，并开始揭穿它们。这种技巧会鼓励你将恐惧外化，并更客观地评估它们。

当你直面失败时，你可能会感到不那么焦虑——而且对自己更有信心，所以这对提高自尊心也很有帮助。

时间：10分钟。

形式：对话（与自己）。

说明：准备两把椅子。自己坐在其中一把椅子上，面对空着的另一把椅子。

现在，假装另一个你坐在空椅子上。向另一个你表达你害怕失败的所有原因。表达不要有所保留。谈谈你的不安全感，最坏的情况，以及你为什么害怕追求这个目标。

在表达完你的恐惧后，换把椅子坐。你已经听到了所有消极的自我对话。现在，告诉自己听到这些话后的感觉如何。如果你不同意自己刚才所说的内容，说明不同意的是哪一部分，并解释原因。

这也是一个对焦虑和恐惧的你说出积极内容的机会。你说的任何话都必须是真实的。如果你没有感到积极，不必假装积极。看看会发生什么。

找出你对失败的最大恐惧

当你花时间写出与失败的恐惧有关的焦虑想法时，你就会开始揭开这些焦虑的神秘面纱，更客观地看待它们。如果你一直处在焦虑中，你可能会把实际情况想象得过于复杂。审视你最害怕的事情，成功承担一项任务，可以帮助你更好地控制局面。

时间：10分钟。

形式：书面练习。

说明:列出你害怕在尝试一项任务时可能发生的所有事情。

_____

_____

_____

现在回答以下问题。

这项任务的什么地方让我兴奋?列出所有可能发生的令你兴奋的好事。

_____

_____

_____

我可以做哪三件事来帮助自己更进一步?

1._____

2._____

3._____

为了推进这项任务,我可以向谁寻求帮助?

_____

_____

_____

如果我担心的事情发生了,我该如何应对?

_____

_____

_____

想象一下你的成功

当我们还是孩子的时候,我们有丰富的想象力。孩子们有梦想,也认为自己的梦想能够实现。但随着年龄的增长,我们越来越难认真对待自己的梦想;许多成年人会怀疑自己,并告诉自己"这不可能"或"我在其他方面都很失败,这次也不会成功"。现在,你可能已经注意到这些陈述中的认知歪曲。试试这个可视化的方法,想象一下你梦想成真的时候。

时间:10~15分钟。

形式:想象和书面练习。

说明:到一个你可以独自一人不受干扰的地方。设置一个定时器。以舒适的姿势坐着或躺着,闭上眼睛。做以下事情。

1.想象你未来的目标已经实现了。

2.想象你在哪里,你穿着什么衣服,谁在你身边,以及你为实现这个梦想做了些什么。

3.感受与实现目标有关的情感。

4.如果出现失败的想法或任何其他消极的想法,不要试图打断它们,就让它们飘过。然后继续想象你的成功,直到定时器响起。

5.对以下问题做出回应。

描述你的想象体验:

_____

_____

_____

当你设想成功的结果时,出现了什么想法和感觉?如果它们是消极的,你要如何挑战和改变它们?

_____

_____

_____

记住你所有快乐的想法和感受。当你开始为实现目标而感到焦虑,并出现对失败的恐惧时,请专注于这些感觉。想象成功可能会让你感到不知所措或害怕,但为了继续向前,请认可这些感受。

[管理愤怒]

愤怒对许多人来说是一种具有挑战性的情绪。有时,有冲动情绪的人会被愤怒情绪羁绊。当他们被愤怒冲昏头脑时，他们可能会感到无法控制自己，并说或做一些伤害性的事情，事后会感到后悔。通常情况下，如果我们认为发生了不公正的事情，或遭受了不公平的对待，愤怒就会出现。CBT 是一个很好的工具，你可以用它来更好地认识你愤怒情绪的导火索。CBT 还可以帮你更灵活地应对各种情况，从而更好地控制自己的愤怒情绪。

请记住，与焦虑一样，愤怒也是人的一种正常情绪。但是，当愤怒失去控制时，它不仅可能影响你的人际关系，也可能影响你的身体健康。发表在《人际暴力杂志》(*Journal of Interpersonal Violence*)和《身心研究杂志》(*Journal of Rsychosomatic Research*)上的研究表明，经常生气且不管理自己愤怒情绪的人，其免疫系统功能可能较弱，还有一些人会出现高血压或心脏病。基于这些，学会管理你的愤怒是至关重要的。第一步是要了解，你为什么生气，诱因是什么，你是如何感到愤怒的，你身体的哪个部位有这种感觉，当你感到愤怒时，怎样才能让身心平静下来。

请记住，愤怒是人的一种正常情绪，并不是所有的愤怒都是坏的。有时愤怒是完全正当的。正当的愤怒是指你因某种原因而愤怒。生活中有时会发生一些事情，有明确的理由让人感到愤怒。重要的是你如何处理这种愤怒。最令人沮丧的事情之一是想要采取行动却无能为力。因为愤怒被压抑着，随着时间的推移，这可能会导致愤怒的爆发。不能正确管理愤怒的人，当他们不高兴的时候，可能会有极端的反应。他们的愤怒可能看起来是合理的，但他们的爆炸性反应却不是。愤怒，即使是合理的，通常也受到认知歪曲的影响。以下是一些合理愤怒的例子：

01 创伤

经历过创伤性事件的人可能会有愤怒或狂躁的感觉。他们有这些情绪是可以理解的，因为有创伤史的人经常重复体验到他们受到的创伤。因此，处理好自己的感受是很重要的。如果有必要，可以寻求创伤治疗师的帮助。

02 当罪犯没有因他们的行为受到惩罚时

如果有人犯了严重的罪行，如谋杀、强奸或绑架，而法律没有惩罚他们，这可能会引起受害者(或公众)的愤怒。其他一些情节比较轻的情况可能是当我们看到别人做了某些事情而逃脱惩罚，例如，超速、谎报病假或违反其他规则。

03 当孩子在学校受到不公平对待时

当孩子在学校受到欺凌，或者似乎受到教师或其他人的不公平对待时，父母会感到愤怒。在所有这些情况下的愤怒是可以理解的。

请记住，不时地感到愤怒没有问题，甚至可能是适应性的。像焦虑一样，愤怒可以促使你采取行动。然而，重要的是你如何处理愤怒，因为行动可以是有成效的，也可以是破坏性的，这取决于你如何引导你的愤怒。让我们以第 3 个例子为背景进行分析。一位家长因为他们的孩子被欺负而感到愤怒。如果家长到学校去扇欺负孩子的同学或老师耳光，即使他们的愤怒情有可原，但行为并无成效。这种行为伤害了别人的身体，并且很可能会对当事人产生负面影响。与其诉诸身体暴力，家长可以要求与行政部门讨论欺凌问题。如果这不起作用，欺凌行为升级，家长可以向学区反应情况。这说明问题可以通过许多有效且不伤害他人的途径来解决。

无论愤怒是否合理，感到愤怒的人可以选择 4 种方式来表达情绪：公开攻击、消极攻击、消极应对和自信且坚定地应对。

在我们继续练习之前，先通过一些例子来看看这 4 种方式。

公开攻击

公开攻击是表达愤怒最明显的一种方式，因为它很直接。然而，它往往被视为不尊重人的表现，就像人们把愤怒装到玻璃瓶里，到某种程度会引起猛烈的爆发，带来一轮更强烈的公开攻击。那些用公开攻击表达愤怒的人可能有破坏性行为，他们在语言上或身体上伤害自己和他人。他们可能会有意或无意地对他人进行恐吓。一个公开攻击性的人可能被看作是一个恶霸。这种人可能会因愤怒而打架、破坏东西或虐待他人。这种愤怒会破坏人际关系，可能会产生很严重的后果。

举一个公开攻击的例子：你在电影院里，你身后的一个人正在踢你的椅背。你转过身去，威胁说如果对方不停下来，就打断他们的腿。

消极攻击

有些人很难表达愤怒。对一些人来说愤怒是一种不舒服的情绪。他们的解决办法是以消极攻击的方式来表达他们的愤怒，这仍然可以让别人知道他们在生气，但却是间接的。例如，一个人可能会说一些挖苦的话。比如你要去参加一个聚会，为此你花了很长时间梳妆打扮，所以你的朋友很生气，但他们不知道如何直接表达，他们可能进行消极攻击，例如，"我很高兴你花了这么多时间来化妆，你看起来很完美，确实掩盖了你的缺点"。这是讽刺，不是赞美。另一个常见的消极攻击言论的例子是，当有人问你怎么了，你说"我很好。"但却大声叹气，好像事情并不顺利，因为愤怒而感到不舒服却不知道如何以合理的方式表达时，人们通常会做出这样的行为。

举个消极攻击的例子：你在电影院里，你身后的一个人在踢你的椅背。你没有与踢椅者对抗，而是大声评论现在的人有多粗鲁，或者试图在座位上坐得更高，以挡住踢椅者的视线作为报复。

消极应对

Randy Paterson 博士在他的著作《自信工作手册：如何在工作和人际关系中表达自己的想法并维护自身权益》（*The Assertiveness Workbook : How to Express Your Ideas and Stand Up for Yourself at Work and in Relationships*）中概述了不同的沟通方式。你消极地应对，并不意味着你不生气。事实上，你可能想表达你的愤怒，但却苦于没有最佳沟通方式。这样做的好处是你会给人留下很讨人喜欢或很包容的印象。然而，在内心深处，你经常发现自己很愤怒，却无法表达自己的感受。也许你担心自己的情绪会影响到别人，也许你害怕被拒绝。无论你消极应对的原因是什么，了解清楚它们是非常重要的。消极应对是处理愤怒的一种不健康方式。它可以导致紧张的关系。与其将你的愤怒内化，不如学习如何表达它。

举个消极应对的例子：你在电影院里，你身后的一个人正在踢你的椅背。你只是坐在那里，感到不安和愤怒，无法享受或专注于电影，但不愿意对这种情况做任何反应。相反，你坐在那里会想为什么命运似乎总是让你陷入这些困境。

自信且坚定地应对

自信且坚定地应对是表达愤怒的最健康方式。你已经清楚触发你愤怒的原因，并能在尊重对方和自己的情况下表达你的愤怒。你不会把它内化，也不会把它压抑到失去控制的地步。

你可以学会在沟通方式中保持自信。记住，有时愤怒是合理的。事实上，合理的愤怒可以帮助你更好地应对。愤怒往往是一个信号，表明你感觉到可能正在发生一些不公正的事情，需要做些什么来改变这种情况。自信始于你表达自己的感受。具体的步骤是确定什么让你生气，为什么让你生气，然后把怒火发泄出来。这可能意味着与你认为做错事的人对质。也许你需要写下你的感受来弄清自己为什么感到愤怒。你可能需要散步、跑步或做一些运动来调节你的愤怒。

举个自信且坚定地应对的例子:你在电影院里,你身后的一个人正在踢你的椅背。你平静地转过身来,看着踢椅子的人的眼睛,平静而坚定地指出,踢椅子是不礼貌的,并告诉他们停止。

在下面的练习中,我们将展示如何练习自信且坚定地应对、表达自己的感受,并感到被倾听。我们还将探讨管理愤怒的有效方法。当发生一些事情触发你的愤怒时,重要的是检查触发因素和你对它的反应,以评估你的想法是否准确,并决定如何应对它,使你和其他人都不会感到不被尊重。

表达愤怒

与其立即表达愤怒,不如想一想你为什么愤怒,并把它写下来。有时,把它写出来会有帮助。你可以写下来,不需要写得很连贯,最重要的是用书面文字简单地表达愤怒的情绪。

时间: 20 分钟。

形式: 书面练习。

说明: 回答下列表达愤怒的问题。

是什么引发了你的愤怒?

_____

_____

_____

跟谁有关?

_____

_____

_____

你为什么生气?你认为自己的哪条生活规则被破坏了?

_____

_____

_____

如果有的话,你在你的想法中认识到了哪些认知歪曲的现象?你怎样才能重塑它们?

_____

_____

_____

你想采取什么行动来处理愤怒的情绪?

_____

_____

_____

如果你能对引发你愤怒的人说些什么,你会说什么?

_____

_____

_____

　　一旦你知道愤怒的来源,你就可以思考该如何处理它。这可能意味着要和让你愤怒的人谈话。这时,练习自信地沟通可以帮助你。

坚定地表达愤怒

　　在写下你的愤怒并重塑认知上的歪曲之后,你可以练习将愤怒自信地传达给让你愤怒的人。你已经整理好了自己愤怒的原因,并且组织好了语言。如果需要,你可以参考前面练习中写的内容。这可能听起来很奇怪,但这些内容包含你想告诉对方的信息。因为表达愤怒可能是一种挑战,把你的情绪记录下来是有帮助的。

　　时间: 15 分钟。

　　形式: 对话。

　　说明: 让对方知道你想和他谈谈什么事情让你愤怒。记住使用"我"的陈述,以便把注意力集中在你的感受上,而不是指责对方。这样对方就会更容易接受你的感受,他们的回答也会更通情达理。

　　辩证行为疗法(DBT)是 CBT 的另一个版本,其中使用的 DEARMAN 技术可以帮助你清晰地沟通自己的感受。

DEARMAN 代表的是：

D（Describe，描述）：描述情况，坚持事实。不要有情绪，只需描述发生的事情。

E（Express，表达）：表达你对这种情况的感受。

A（Assert，主张）：提出自己的主张。

R（Reinforce，强化）：强化你的要求。

M（Mindfulness，正念）：集中注意力是关键。

A（Appear，表现）：表现出自信。

N（Negotiate，谈判）：达成协议。

当你和对方谈起让你愤怒的情况时，要记住使用 DEARMAN 技术，也要倾听对方的观点。

呼出愤怒，吸入平静

你可能听过"怒火中烧"（注：原文为 seeing red）的说法。当人们感到愤怒时，他们的注意范围就会缩小，注意力被引向他们认为是愤怒来源的东西，这就是原文中"red"的寓意。你将使用色彩冥想来释放愤怒的感觉。

时间：10 分钟。

形式：视觉想象和呼吸练习。

说明：视觉想象和呼吸练习。想象你是一条神秘而强大的龙，当你愤怒的时候会喷出火焰。闭上眼睛，把自己想象成这条龙。吸一口气，呼出愤怒的红色火焰。注意感受红色的愤怒在你身体里的位置。

当你吸气时，想象吸入一道平静的白光。当你呼气时，告诉自己，你可以放开愤怒。放开并不意味着你没有权利感到愤怒。你只是让你的身体重新获得一些平静，以便你可以用一种更平衡、更协调的方式来观察情况，并有可能看到更多的应对选择。重复约 10 分钟。

在你练习完释放愤怒的呼吸后，愤怒的感觉应该不那么强烈，会更容易控制，然后你应该能够制订一个更有效的策略来处理导致你愤怒的问题。

愤怒的时限

有时你觉得愤怒似乎永远不会减少或结束。你想象自己永远感到愤怒,这往往导致一个人想立即对愤怒采取行动。你渴望发泄感受,这样就不必再去感受它们了。给愤怒设置合理的时限可能对这种情况有所帮助。

时间:10 分钟。

形式:观察。

说明:观察随着时间的推移你对愤怒的感受。测试一下你认为的愤怒会持续多长时间,而实际上会持续多长时间,或者在多长时间内会保持如此强烈的感受。试着只观察你的情绪和感觉。

你也可以问自己,"一周后我还会为此生气吗? 明年我还会为这个事情生气吗?" 通常情况下,这种情况不太可能发生。

然而,如果你觉得自己的愤怒会长期存在,你可能需要寻找认知歪曲。如果这没有帮助,或者如果你发现自己持续地感到愤怒,你可能需要与治疗师探讨这个问题。

一点一点地消除愤怒

愤怒的问题在于它可以随着时间的推移而积累。这就是为什么找到合理的方式来表达愤怒是至关重要的。压抑愤怒可能导致攻击性地爆发。愤怒的表现像用开水壶烧水,开始只是冒泡泡,沸腾后突然发出尖锐的哨声。如果你学会经常自信地表达自己,这有助于处理愤怒,不被它压垮,而且能更有效地表达愤怒。

有些人在经历愤怒时感到不知所措,因为他们担心自己会发怒或做出伤害别人的事情。这就更需要学习愤怒管理,这样你就可以找到更坚定地表达自己的方法,防止愤怒的积累。你不必因为愤怒而感到失控。下面是帮助你管理愤怒的一些技巧。

以局外人的角度审视愤怒

在这个练习中,你将唤起一段让你愤怒的记忆,并练习从局外人的角度来重新审视它。这个练习的重点不是重新发怒,而是从一个更客观的角度来审视愤怒。其目的是为了找到处理愤怒的其他方法，而不是冲动行事或让愤怒占据上风。

时间：15 分钟。

形式：视觉化和书面练习。

说明：找一个舒适的座位，在那里你可以独处，然后做以下事情。

1.闭上眼睛 15 秒，想象你愤怒的时候。

2.写下那一刻发生的事情。

_____

_____

_____

3.现在你的脑海中已经浮现出了当时的情况，再次闭上眼睛，回忆让你愤怒的场景，但想象你是一个局外人。以第三视角看自己。

4.在第三视角中，注意你是怎么站的，让你感到愤怒的人在哪里。你的脸是什么样子的？对方是如何出现的？

5.相对于从你的角度看这种情况，你从另一个人的角度注意到了什么？

6.现在睁开眼睛，写下不同的感受。当你回忆起这种情况时，你是否有某种感觉？当你作为一个局外人遇到这种情况时，你的体验是否不同？

_____

_____

_____

7.再次闭上眼睛，从局外人的角度再次想象当时的情况，这一次，你要关注的是你本来可以采取什么不同的方式来取代愤怒。

在空白处再次描述你的愤怒记忆，这一次要把你从局外人的角度了解到的东西融入其中。如果你注意到任何残留的认知歪曲，看看你是否能重塑它们。

_____

_____

_____

发泄愤怒

把自己想成一个"愤怒的人"是没有帮助的。愤怒是一种情绪。虽然愤怒是你内心体验的东西,但把它看作是自己以外的东西可能会有帮助。如果你内心的愤怒以物理形式出现,想一想它会是什么样子。也许愤怒会以龙卷风或碎玻璃的形式出现。也许愤怒是一个红色的"怪物",飞来飞去,试图伤害你。愤怒可以以任何形式出现在你面前。

时间:15 分钟。

形式:绘画活动和书面练习。

说明:在所提供的空间里,画出愤怒的样子。这有助于你将愤怒外化,使它不与你的身份认同混淆。当你能想象它与你分离时,就更容易找到方法与它保持距离,并能更好地处理你的感受。

这个练习的关键因素是将愤怒与你分离。它不是你。它只是"你的愤怒"。感受是由思想产生的。当你拥有识别自己的感受和管理它们的技能时,它们可以帮助你处理生活中发生的事情。

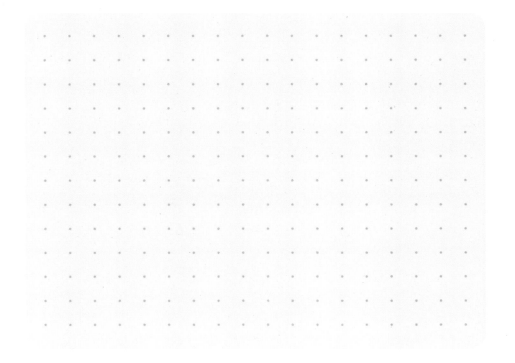

现在看一下你画的愤怒。描述一下它是什么样子的?你对它的感觉如何?愤怒下面有什么东西吗?问问它需要从你这里得到什么。你正在与外部力量互动,并学习如何更好地理解愤怒是什么,以及如何接受它并对它表示同情。如果你出现了认知歪曲,试着重新构建它们。

_____

_____

_____

_____

_____

学习总结

我们都需要应对压力、焦虑和愤怒。它们是对生活中发生的不愉快事情的正常反应。无论触发因素是持续的还是暂时的,你都可以一直练习能帮助你应对每种情绪的技能。冥想、观察、重塑、外化和其他活动都可以帮助你在负面的想法、感觉和情况下尽快平静。翻开本章回顾你的练习条目。思考你在每个练习中的经验。回答以下问题。

哪种练习对你帮助最大,为什么?

_____

_____

_____

你最不喜欢哪个练习?你需要再试试吗?

_____

_____

_____

你有没有跳过任何练习?为什么?

_____

_____

_____

你从本章学到的最有价值的经验是什么?

_____

_____

_____

你还需要在哪些方面下功夫?

_____

_____

_____

下一步你将采取什么行动,以及何时行动?

_____

_____

_____

放下愧疚和羞耻

　　愧疚通常与我们已经或尚未采取的行动有关,并且这些行为被认为是坏的或错误的。同时,我们认为自己需要为此承担责任。愧疚使我们把注意力放在他人的感受上。同时,在CBT中羞耻源于我们相信自身违反了某条社会规范。羞耻使我们自省,用负面的眼光考量自身。这些想法通常与暗示自己有缺陷、不好或者有错误的认知相关。无论愧疚还是羞耻,练习CBT可以帮助你舒缓消极的情绪,减少此类负面情绪对你的影响。

【愧疚一览】

愧疚是当你认为自己做了错事时产生的一种情绪。通常，它伴随着一个连带的想法，你本可以或应该做得更好，或者你根本不应该做什么。我们会因为自己产生愧疚，也会因他人的言行而产生愧疚。我们常会从"有益"或"无益"的角度来讨论愧疚。有时，愧疚暗示我们违反了自己的标准或准则，并且需要弥补什么。有时愧疚是无益的，因为它源于我们对自己或他人对我们不切实际的期望。

过度的愧疚感会让人无法承受及感到困扰，会带来绝望和无助的想法。经常感到愧疚的人通常陷入自我贬低模式。他们反复思考自己"做错了"的事情，常常担心自己可能冒犯了别人。他们甚至可能觉得自己是一个"坏人"或不道德的人。如果你觉得这段描述符合你的情况，你的愧疚感可能与上述某些想法有关，同时你可能不知道用什么合适的方式来改变这个状况。接下来，你将会学到一些有用的策略。

‖ 愧疚不是共情

共情是一种理解和感知他人感受的能力。如果你所爱的人正在经历困境，你可能会同情他们的经历。与之不同的是，当你感到愧疚时，你可能在思考你是否做了一些事导致对方痛苦，或者你是否未能以某种方式帮助他们。当你所关心的人在为某件事挣扎时，共情是一种正常的感觉；你想理解他们的痛苦，并尽己所能改善他们的情况。然而，愧疚和共情是不一样的。当你感到愧疚时，你是在因他们的痛苦而自责。当然，如果你认为是你的行为造成了别人的痛苦，别人也对此表示认同，并且你认可他人对你行为的评价时，你产生的愧疚是一种有效的反应，你可以对此前的行为做出调整。

‖ 当我们努力避免感到愧疚时

愧疚是一种痛苦的情绪，因此避免愧疚感是一种自然的反应。有些人由于过于排斥愧疚感，以至更倾向于责怪他人而不是为自己的行为负责。指责他人往往比承担责任更为容易。有些人试图通过频繁寻求他人的安慰与原谅以达到规避愧疚感的目的。如果你符合上述的描述，与其将不好的结果归咎于他人，不如学会承认自己的错误，并采取适当的行动来改正自己此前的行为。对你所做的事情感到愧疚而不采取行动并不能改变任何事情，而将你不舒服的感觉归咎于他人只会让事情变得更糟。

▍由于过度放纵产生的愧疚感

许多人经常陷入对食物、酒精、药物及购物的过度放纵中,而人们总会在过度放纵后感到愧疚（过度放纵后的愧疚感反而常常会导致人们更加放纵）。以下是导致人们过度放纵的三个常见原因:

01 情绪调节

人们通常难以应对强烈的负面情绪,所以试图通过沉溺于自己喜欢的东西而逃避负面情绪,即使这种逃避通常伴随着比较高的代价。例如,你感到焦虑,因此你吃了一盒饼干。你在一段时间内不再感到焦虑,但你又为吃了一整盒饼干感到愧疚。不仅仅是感到焦虑后的报复性进食,我们的很多行为都可以通过情绪调节的机制解释。

02 大脑物质

当你做自己喜欢的事情时, 你的大脑会释放出能够使你感到愉快的神经递质——多巴胺。你可能想保持这种"快乐的荷尔蒙",所以继续这种行为,并最终过度沉迷于此。

03 同伴压力

当你参加朋友或者家人的聚会时,通常会被热情地邀请喝上一杯或再吃一点甜食。也许你打算只喝一杯,但在你意识到之前,你一直在往你的酒杯里倒满酒,或者不停地吃着食物。这类微妙的社交压力难以抵挡,但它会导致过度放纵和由此产生愧疚感。

不管你过度放纵的原因是什么,关键是要弄清楚什么是有帮助的,什么会使情况恶化。这可以通过意识训练来完成。你可以通过写日记、监测自己的行为、向朋友倾诉或甚至与治疗师讨论来培养这种意识。你可以通过下面的训练方法认识到自身的过度放纵模式,这样你就可以在第二天醒来时不再有愧疚的感觉。

用 ABC 模式应对过度放纵的问题

愧疚往往是过度放纵的后果,但愧疚感的产生往往有更为多样的原因。过度放纵的行为通常会以某种方式对自身产生负面影响。意识到引诱我们过度放纵的原因与过度放纵带来的后果能够帮助我们从过去的愧疚中吸取教训。ABC 模式能够帮助我们较好地应对过度放纵。ABC 是指"前因、想法及后果"。ABC 模式能够帮助我们改善引发愧疚感的过度放纵行为。除此之外，ABC 模式适用于你想改变的任何行为。

时间：10 分钟。

形式：书面练习。

说明：观察你想改变的行为背后的诱因（前因），同时留意影响你情绪与行为的想法。使用所提供的图表，根据下列提示完成表格。

1.在标有"前因"的一行中，记录下任何可能导致你不良行为与愧疚感的因素。例如，你和你的朋友发生了争吵。

2.在标有"想法"的一行中，记录下你在这一时刻的消极想法。也许你想："他们不爱我！这段关系结束了！"

3.在标有"后果"的一行中，记录下你在事情发生后的做法（行为后果）和你的感受（情绪后果），并标记上积极或消极。例如，也许你骂了他们，挂了他们的电话，然后出去喝酒，现在为你对他们说的话和你过度饮酒的事实感到内疚。

前因	
想法	
后果（情绪上的与行为上的）	

提示：意识到日常发生的事情影响自身思维的方式也是改变行为的重要做法，构建起日常的意识是促成行为改变的第一步。你也可以使用 ABC 模型探究导致自己产生消极看法的诱因。事情发生时是否有负面的想法在你脑海中闪过？你有没有注意到自己有任何认知歪曲？日常生活中的其他因素也会导致愧疚感，所以我们需要对此多加注意。

‖ 应对愧疚感陷阱

有时候人们有意诱导他人产生愧疚感，部分情况下，人们的这种行为是为了让自己产生一种优越感；其他时候，引导别人产生愧疚感的人希望有一种控制别人的感觉。如果有人在有意识地诱导你产生愧疚感，是因为他们可能感受到你违背了他们想要你做的事情。他们有意诱导你产生愧疚，希望你屈服于他们的愿望或欲望，而非主动与你进行有效且深入的对话，并帮助你朝着好的方向改变，他们试图让你因为自己的主张而感到难过。

如果你在事后意识到你被其他人诱导而产生愧疚感，你可能会因此感到愤恨和被欺骗。你可能会想："我关心的人怎么会这样对我"。很多时候人们并没有意识到别人正在诱导你产生愧疚感，因此有必要与诱导自己产生愧疚感的人进行一次深入的谈话。如果你感觉到他人有意识的诱导你产生愧疚感，可以通过一些方法来应对此类情况。

通过识别认知歪曲来对抗愧疚感陷阱

有的时候，我们在遭遇愧疚感陷阱的时候，会与它所带来的感受做斗争，我们需要别人的帮助来判断某些事情是否真的是我们的错。识别想法和感觉中的认知歪曲能够帮助你分清事实与想象，这样你就可以只根据事实采取行动（如果你觉得情况需要）。

时间： 10 分钟。

形式： 书面练习。

说明： 填写下表。你因愧疚而产生的想法是什么？把它写在第 1 行。这个想法给你带来了什么感受？把它写在第 2 行。哪些认知歪曲在这里起到了作用？把它们写在第 3 行。怎样才能重新构建你的想法，使之更有帮助？把它写在第 4 行。如果你写起来有困难，请阅读表后面的例子。

想法	
感受	
认知歪曲	
重新构建想法	

　　例子：你的朋友想让你在他们度假时帮忙照看 1 周宠物。你的确很想帮忙，但你没有时间和精力，所以没有答应他。然而，这位朋友提醒你，他曾经热心地帮助过你，此外，他还向你描述照看宠物有多么容易，并强调如果你不答应，他也找不到其他人来帮忙，很有可能取消这次度假。

　　此时，无论你与朋友是当面谈话、电话谈话还是短信谈话，你都有权利暂停你与朋友的谈话。你可以告诉你的朋友，你很抱歉因为你的拒绝打乱了他们的计划，但你需要暂停一下来处理你的情绪。

　　你最初的想法可能是："我是个不好的朋友，我没能帮到他们"。这样的想法可能导致你感觉愧疚，因为你认为"好朋友之间应该互相帮助"。这是认知歪曲的一个典型例子。你还可能认为，你们的朋友将会对你非常不满，甚至不再愿意做你的朋友。这里有多种认知歪曲，包括妄下结论和将自己的感受夸大化（灾难化）。如果你不询问你的朋友，就无法得知他们的真正想法，你也不能断言这次的事情会使你们的友谊永远结束。

　　在第 4 行，你可以重新构建你的想法，你可以说："虽然我没有帮助他们，但我并不是一个不好的朋友。遗憾的是，这次我不能帮助他们，但我不想在我的日程安排不允许的情况下帮助他们照看宠物。我们以前也有过不愉快，但都设法解决了。我们的友谊足够强大，可以使我们渡过这次难关。"

　　通过重新构建想法，可以减少你的愧疚感，并找到新的方法来获得对现实情况的清晰认识，这将帮助你在未来以更有成效的方式来处理类似的情况。

解决因错误沟通而产生的愧疚感

　　错误沟通和误解有时会使你为自己的作为或无所作为感到愧疚。这种愧疚是一种不好的感觉，但你仍然可以做一些事情来进行弥补：你可以为你不及时的沟通向对方道歉。人都会犯错，你可以通过自己的行为弥补之前的错误所造成的损伤，道歉与弥补的行为可能有助于减轻你的愧疚。

时间：10 分钟。

形式：书面练习。

说明：请思考你在什么情况下误解了别人的要求或需要你做的事情。假设你和你的朋友有计划去看一场电影，他们提前买了票，但你把电影的时间搞混了。演出在下午 5 点开始，但你以为是晚上 8 点开始。你白天工作很辛苦，所以小睡了一会儿来为晚上的聚会做准备,你因此错过了朋友的电话和短信,他们都在电影院里等着你。你感到很愧疚,因为你给朋友们带来了不便。在这种情况下,你没有必要责备自己是个不好的朋友,这只是一种不好的感觉。你可以向他们道歉并偿还电影票款。

用你现实生活中的例子,探讨发生的事情:

场景:_____
_____
_____

我的行为:_____
_____
_____

他人的行为:_____
_____
_____

错误沟通:_____
_____
_____

结果:_____
_____
_____

感受:_____
_____
_____

我能做些什么来解决这个问题?_____
_____
_____

为愧疚感设定边界

当你总是因为对方的言语与行动感到愧疚,最终你会对这段关系感到疲惫与无能为力。我们可以通过设定愧疚的边界感来保护自己。在你和一个试图通过愧疚来操纵你情绪的人进行交谈之前,你可以在心中默默肯定自己同时强化自身的边界感。

时间:15~20分钟。

形式:书面练习和谈话。

说明:设定愧疚的边界感能够帮助你坚守立场和原则,防止被他人操控。下面是一些例子。

> ➤ 我没有义务对别人的感受负责。
> ➤ 我的情绪与我的需求也很重要。
> ➤ 我可以在不伤害自身情感的同时照顾到他人的感受。
> ➤ 我的观点和他人的观点同样重要。

在这里写下你为愧疚设定的边界:

_____

_____

_____

谁在有意的使你感到愧疚? 为愧疚设定边界如何能助你避免不必要的愧疚感?

_____

_____

_____

在你与这个人进行下一次谈话之前,在心中不断重复你的边界感。如果你觉得合适的话,你可以在与对方的谈话中说出你的边界感,从而构建更为健康的关系。

▍家庭场景中的愧疚感

家人能通过言语对你产生深刻的影响。如果你和家人共同拥有深刻的、充满感情的回忆,你很容易对他们产生愧疚感。亲近的家庭成员了解你的内心和外在,他们还了解你的长处和弱点。你可能会感到无助,家人似乎时时刻刻制约着你,仿佛你必须按照他们的要求去做或成为他们所要求的人。如果你不按他们所期望的那样做,你很有可能会因此感到愧疚。

即使你是家庭成员的一部分,坚持自我也是至关重要的。你是他们的家人并不意味着你必须成为他们希望你成为的人或做他们想让你做的事。他们的愿望、需求和行为是关于他们的,而不是关于你的。下面的练习可以帮助你提升自我意识,希望你与家人相处时能够减轻愧疚感,并且变得更加自信。

提高应对技巧

学会利用应对技巧来管理情绪十分重要,掌握一定的应对技巧能够帮助你在拒绝家人的要求时更为沉稳与淡定。

时间:15 分钟。

形式:书面练习。

说明:你在与一位家人谈话后,为你已经做、还未做或者不会做的事情而感到愧疚。在下列技巧中选择一个,根据下方的提示对你的家人进行回应。

分散注意力:愧疚可能会让人产生痛苦或者愤怒的感觉。正视这些情绪,但不要让痛苦与愤怒占据了你当天的生活。让自己从当前的事情中抽离,进行适当的休息是完全合理的。你可以去散散步,给朋友打个电话,打一场游戏,或者看一下电视以达到分散注意力的效果。分散注意力有助于你梳理自己的情绪,重新解决存在的问题。

与你的情绪共处:你感到很沮丧,但这都是你真实的情绪。有时候你会觉得痛苦/愤怒的情绪没有尽头,但是任何负面情绪终会结束。在负面的感受与情绪结束后,你学会了处理自己情绪的方法,从而更加有信心地向前迈进。

呼吸:在做出决定之前,做一些深呼吸。你会惊讶地发现,呼吸后你的感觉会好很多。你能够控制你的呼吸,意识到这一点可以帮助你改善生理与情绪状态。

根据问题提示,在横线中填写你的答案:

当愧疚感出现时,你在和谁交谈?描述一下当时的情景。

_____

_____

_____

在你感到愧疚后,你内心中出现了哪些与愧疚感有关的想法?

_____

_____

_____

你应用了那种应对技巧?它的效果如何,为什么?

_____

_____

_____

你下次可能会尝试哪种技巧?你能想出另一种应对方法吗?

_____

_____

_____

尝试与他人共情

　　你比任何人都了解你的家人。你了解他们生气的原因,什么对他们有帮助,而什么对他们没有帮助。与其专注于家人给你带来的感受,不如尝试着与他们共情。一些突发状况的发生可能使他们想将愧疚感转移到你身上。

时间: 15 分钟。

形式: 谈话和书面练习。

说明: 当家人的言语与行为使你感到愧疚,你可能会对这个人产生各种负面情绪。如果他们所说的内容让你感到不舒服,试着站在他们的角度,并尝试理解他们的感受。

　　在和家人的下一次谈话中,尝试着询问"发生了什么事?""你现在感觉如何?"和"你还好吗?"等问题,以表明你真诚地关心与在意他们的近况。

　　与其对此前发生的事情一味地介怀并过于注重自己的感受,你能采取的更好做法是从他人的角度想一想。这样做能够帮助你进行思考,使你与家人之间的关系更融洽,并有可能从源头上解决他们在谈话中使你感到愧疚的问题。

回忆你过去与家人共情的经历,并写在下方。

_____

_____

_____

_____

承担个人的责任

如果你的家人因为某些事情对你不满,而你因此感到愧疚,花点时间理解你在这种情况下需要承担的责任,这将有助于厘清你需要采取什么行动(如果有的话)。

时间:10 分钟。

形式:书面练习。

说明:回答下列问题,并确定你在下列场景中承担的具体角色。

我的家人说了什么使我感到愧疚?它是基于事实还是个人的观点?

_____

_____

_____

除了愧疚之外,我还产生了哪些情感?

_____

_____

_____

我需要在这次的事件中承担什么样的责任?

_____

_____

_____

有哪些我可以采取的行动？

_____

_____

_____

以下是一个常见的例子。你的姐姐说："如果你不参加聚会，派对就没有意思了。我真的希望你在那里，如果你不在，我会很伤心。我将无法从聚会中得到快乐。你就不能告诉老板，你那晚有事无法工作吗？如果派对结束了你工作还没结束该怎么办？"

如果你不去，你姐姐将无法从派对中得到快乐是你姐姐的看法。如果你不参加派对，她的确会感到很伤心。你可能会因为让她失望而感到愧疚，为你可能错过聚会而感到难过，也可能因为她明知道请假有可能让你失去潜在的晋升机会，但她仍要求你这么做而感到愤怒。

你的责任只是尽你最大的努力去参加聚会，但聚会中的确有可能出现你被叫去工作的情况。你无须为你姐姐在派对上玩得尽兴负责，即使可能是因为你不在导致她玩的没那么尽兴。现实是你只能尽力而为。尝试着说："我将尽我所能。"看看这是否有助于你自己坚守内心。

‖ 当愧疚转变为自我厌恶时

愧疚与自我厌恶的感觉是有联系的，假设你不小心告诉你的朋友你们正在为他准备惊喜派对，因而破坏了你朋友的惊喜，你为此感到非常愧疚。你一直在为你的错误感到愧疚，负面的想法不断在你脑海中浮现。你认为自己总是破坏别人精心准备的事情。你似乎无法阻止认知歪曲在你心中不断地涌现。你开始认为自己是个坏人，这种负面的想法最终会导致自我厌恶。

明确自我厌恶想法的特征可以帮助你学会如何解决自我厌恶的问题。如果你有以下情况，你可能会有自我厌恶的想法，例如，你会说："尝试没有意义，反正我是个失败者。""我很无能，我无法做好任何事情。"当你忽视自己的身体时（例如，你忘记洗澡与吃饭），你通常是在进行自我厌恶。一个不喜欢自己的人可能会主动断绝与他人的交流，突然断绝与朋友的交往可能使你失去这些朋友，渐渐地，你身边的朋友越来越少，而这又会强化你被孤立、人们不愿意与你一起玩的想法。如果你有以上症状，你需要向心理健康专家求助并接受进一步的指导。

为了打破自我厌恶的循环，你需要弄清楚自我厌恶的触发因素。试着问自己这些问题："我的不安全感是什么？"自我厌恶也可能来自过去的创伤性经历。也许父母对你的要求过于严格与挑剔。这种养育方式可能使一个人认为自己做什么事情都做不好。其他因素也可能导致自我厌恶感，但不管是什么原因，你都可以通过一些练习来克服这些情绪。如果你在使用这本书后仍感到非常痛苦，你也许可以找一位治疗师聊一聊，请治疗师帮助你解决这个问题。

将自我厌恶重塑为自我安慰

当你被自我厌恶的想法所困扰时，尝试着对自己表示同情。如果你总是有自我厌恶的想法，你可能会在最开始做的时候感到困难。你练习自我安慰的次数越多，你就越会对自我安慰的做法感到自然。自我安慰能够帮你缓解部分的自我厌恶感。

时间：10~15 分钟。

形式：书面练习。

说明：回答下列问题，并确定你在下列场景中承担的具体角色。

在第一栏记录你自我厌恶的想法。例如，你可以记录一些自然而然产生的想法，如"我不善于遵守承诺"或者"我是一个糟糕的朋友"。在第二栏中，对每一个自我厌恶的想法做出同情性回应。回答"我是个糟糕的朋友"的一种方式是"你在很努力地尝试做一个好朋友，我可以理解你为什么感觉如此困难"。

自我厌恶的想法	同情性回应

消极思想的日志

记录你自我厌恶的想法可以帮助你确定其中是否有任何共同的主题。一旦你意识到这些想法有共同的主题,你就可以开始思考自己的信念是否真实。当你在日志中看到这些想法时,你可以更客观地看待它们,质疑它们,并看看其中存在哪些认知歪曲。

时间:10~15 分钟。

形式:书面练习。

说明:使用下方图表记录任何重复的消极想法。

日期:_____

消极的想法:_____

你的感受:_____

认知歪曲:_____

认知重构:_____

日期:_____

消极的想法:_____

你的感受:_____

认知歪曲:_____

认知重构:_____

日 期:＿＿＿＿＿＿＿＿＿＿＿＿＿＿＿＿＿＿＿＿＿＿＿

消极的想法:＿＿＿＿＿＿＿＿＿＿＿＿＿＿＿＿＿＿＿

你的感受:＿＿＿＿＿＿＿＿＿＿＿＿＿＿＿＿＿＿＿＿＿

认知歪曲:＿＿＿＿＿＿＿＿＿＿＿＿＿＿＿＿＿＿＿＿＿

认知重构:＿＿＿＿＿＿＿＿＿＿＿＿＿＿＿＿＿＿＿＿＿

日 期:＿＿＿＿＿＿＿＿＿＿＿＿＿＿＿＿＿＿＿＿＿＿＿

消极的想法:＿＿＿＿＿＿＿＿＿＿＿＿＿＿＿＿＿＿＿

你的感受:＿＿＿＿＿＿＿＿＿＿＿＿＿＿＿＿＿＿＿＿＿

认知歪曲:＿＿＿＿＿＿＿＿＿＿＿＿＿＿＿＿＿＿＿＿＿

认知重构:＿＿＿＿＿＿＿＿＿＿＿＿＿＿＿＿＿＿＿＿＿

日 期:＿＿＿＿＿＿＿＿＿＿＿＿＿＿＿＿＿＿＿＿＿＿＿

消极的想法:＿＿＿＿＿＿＿＿＿＿＿＿＿＿＿＿＿＿＿

你的感受:＿＿＿＿＿＿＿＿＿＿＿＿＿＿＿＿＿＿＿＿＿

认知歪曲:＿＿＿＿＿＿＿＿＿＿＿＿＿＿＿＿＿＿＿＿＿

认知重构:＿＿＿＿＿＿＿＿＿＿＿＿＿＿＿＿＿＿＿＿＿

日 期:＿＿＿＿＿＿＿＿＿＿＿＿＿＿＿＿＿＿＿＿＿＿＿

消极的想法:＿＿＿＿＿＿＿＿＿＿＿＿＿＿＿＿＿＿＿

你的感受:＿＿＿＿＿＿＿＿＿＿＿＿＿＿＿＿＿＿＿＿＿

认知歪曲:＿＿＿＿＿＿＿＿＿＿＿＿＿＿＿＿＿＿＿＿＿

认知重构:＿＿＿＿＿＿＿＿＿＿＿＿＿＿＿＿＿＿＿＿＿

日期：_____

消极的想法：_____

你的感受：_____

认知歪曲：_____

认知重构：_____

不知道从何开始写?例如,当你遇到新朋友时,你觉得自己"说得太多",你无法忍受自己这样做。也许你后来因为不让别人谈论自己而感到内疚,你责备自己是一个"糟糕的听众"或表现得"太自以为是"。也许你的消极想法是"没有人喜欢我"。这是自我厌恶的想法,一旦你意识到就可以记录在日志中。

记录一周后,你可以总体查看一遍你的日志,检查是否有你需要分析的主题与想法。调查这些想法的起源并不重要,但把消极想法放到当时的情景下,从旁观者的角度看待它,可能有助于你更好地理解你的消极想法。

认识你自身的优势

当你习惯性的被自我厌恶的想法所占据,并总是为"我是一个失败者"感到愧疚时,你就很容易忽视自己的长处和值得骄傲的地方。把你的优势和技能记录下来可以帮助你将注意力集中在未来需要达到的目标上。一旦你取得了一些小的进展或者完成了目标,你就会感觉很好。除此之外,参加一项你喜欢并擅长的活动可以帮助你减少自我厌恶的感觉。

时间:15~30 分钟。

形式:书面练习和活动。

说明:在下方罗列出你的优势和技能。你无须罗列出很多项目,3~5 个是比较理想的数量。

我有以下的优势和技能:

1._____

2._____

3.＿＿＿＿＿＿＿＿＿＿＿＿＿＿＿＿＿＿＿＿＿＿＿＿＿＿＿＿＿＿＿＿

4.＿＿＿＿＿＿＿＿＿＿＿＿＿＿＿＿＿＿＿＿＿＿＿＿＿＿＿＿＿＿＿＿

5.＿＿＿＿＿＿＿＿＿＿＿＿＿＿＿＿＿＿＿＿＿＿＿＿＿＿＿＿＿＿＿＿

　　把这份清单读给自己听，想一项需要你的某项优势或技能从事的活动。例如，你擅长烘焙，选择一个食谱，购买原料，然后烘焙。不管是什么，去做吧。如果想不出来就向你认识和信任的人求助。如果还是难以找到自己的优势，那就把它作为一个挑战，开始在对你很重要的领域建立优势和掌握技能。每天只需要迈出一小步！

〔羞耻感一览〕

　　如前文描述的那样，CBT 通常认为羞耻感是源于我们认为自身违反了社会规范而产生的感受。羞耻感使我们自省，并用消极的眼光看待自己。这些想法通常是认为我们有缺陷、不足，或在某些方面是错误的。承受羞耻感让人感到痛苦并难以释怀。羞耻感往往与经历社会威胁有关，这使人感到焦虑或害怕。当受到威胁时，肾上腺会受到刺激并释放应激激素，即皮质醇。这可能会导致心跳加速、出汗和其他症状。你的肌肉可能会紧绷，你可能无法集中自己的注意力。

　　想象你在一次公共演讲过程中讲了一个笑话，但这个笑话冒犯了部分听众。一位记者写了一篇贬低你演讲的文章，并无情攻击你的人格。你对这一事件产生羞耻感是很自然的。你可能自我惩罚。出于愧疚感，你可能产生"我希望我没有说过这样的话"的想法，并且付诸行动试图弥补已发生的状况。但是羞耻感的反应可能包括"我是一个糟糕的人"的想法，及试图对自己和他人隐藏和掩盖事实，同时感受到躯体症状方面的不适感。

　　临床心理学家 Albert Ellis 博士是 CBT 领域的先驱，也是理性情绪行为疗法（REBT）的创始人。Albert Ellis 博士专注研究人们应对有关于自己和世界非理性信念的方法，帮助人们处理情感障碍，其中之一就是羞耻感。Albert Ellis 博士强调人们如何同时拥有理性和非理性的思维模式，而这也是本书涵盖的内容。当人们理智地思考时，他们做事非常有效率且懂得如何自己解决问题。当人们非理性地思考时，人们往往会产生问题情绪，他们会不适应周围的环境，甚至会做出破坏性的行动。换句话说，Albert Ellis 认为人们根据自己的思考方式为自己创造情绪方面的挑战（例如，其他人不能使我们不安；相反，我们因自己对其他人言行的看法而感到心烦意乱)。因此,羞耻感通常是你认为(可能是不理性的)自己违反了某种道德准则的结果。了解这一点很重要,这样你就可以质疑引起你羞耻感的信念。下面的练习将帮助你做到这一点。

‖ 将你的羞耻感表达出来

谈论你的羞耻感可能对你有帮助。向你信任的人如实说明你认为自己违反了哪些社会规范,这样你就能理解羞耻感的来源,并停止因为内在压抑而导致的羞耻感。记住,你越是试图压抑你的感觉,它们就会越强烈。接受你正在经历的羞耻感,倾听这些想法,或者积极地重塑它们,或者做一些事情来纠正错误。试着就事论事,而非否定个人。感到羞耻并不意味着你在性格上有缺陷。

很多情况都可能引起羞耻感,从某种意义上说,它可以是一种有用的情绪,有助于规范我们的行为。然而,有时候,羞耻感和其他情绪一样,会给人们带来沉重的负担。例如,你被一个潜在的朋友或新的恋爱对象拒绝了,羞耻感就会浮现出来。这并不意味着与其他人相比,你有什么不对。这只是表明你们不是那么合适。你可以和朋友谈谈你的感受,从更现实的角度来看待这件事。

羞耻感最令人痛苦的是可以使你感到孤立无援。这就是为什么正视羞耻感,审视、表达并找到方法放下羞耻感是如此重要。你越是质疑消极的自我对话并以同情心对待自己,你就越能更好地应对自身的羞耻感。

"遛香蕉"

Albert Ellis 博士应用一个古怪的练习来对抗羞耻感。像遛狗一样,牵一根香蕉在街上走。这听起来很傻,但这是有意义的。你会从看到你的人那里得到许多反应,但你只需专注于手头的工作。"遛香蕉"练习最初会使你感到焦虑和羞耻,但你最终可能感觉自如——甚至感到十分有趣。

时间:10 分钟。

形式:行为活动。

说明:找一根香蕉和一条长绳。把绳子系在香蕉上,然后拿着香蕉出去走走。有些路人可能会笑,有些人可能会感到困惑,有些人甚至可能没有注意到你的行为。

你会发现即使你在做一些别人可能不同意或不理解的事情，也没有什么可怕的。这象征着当我们认为自己违反了一些社会规范，或者其他人认为我们违反了一些社会规范时，我们是如何感到被评判，并且感到羞耻的。现实是，人们可能会对你的行为进行评价，但你不必让他人的评价过多影响你。

在你做这个练习之前，记下你认为可能在"遛香蕉"的过程中发生的一些事情，以及你认为自己会为此感到羞耻的程度。

_____

_____

_____

在你遛完香蕉后，写下在"遛香蕉"过程中实际发生的事情，以及你为此感到真实的羞耻程度。

_____

_____

_____

练就脆弱的一面

与羞耻感做斗争的最好方法之一是尝试着变得脆弱。试着想象一下羞耻感和脆弱感竞争的画面，当你更自如地表现出你的脆弱时，未来你面对羞耻感可能就不那么敏感。承认脆弱是一个强大的工具，可以帮助你克服羞耻感，更自如地与自己相处。

时间：10 分钟。

形式：谈话。

说明：尝试着向新朋友或约会对象透露自己的脆弱之处。与新朋友或恋爱对象谈论自己的个人情况也是一个拉近彼此关系的机会。特别是在开始时，你分享的东西不需要是什么重要的大事。你只需简单分享一些东西，看看对方的反应，以及他们是否也会与你分享一些事情。

举个例子：假设你是一位家长，在孩子玩耍时你认识了另一位家长。你对这个人不是很了解，但你可以自然地跟他分享你苦于惊恐发作的情况。你的坦白显示了你的脆弱性，但是它可能拉近你和对方的距离。也许另一位家长也存在焦虑或其他心理健康问题。一旦你分享了你的惊恐发作经验，他们可能会更愿意敞开内心分享自己的问题。然后，通过彼此的支持和肯定，你会发现没有什么值得羞耻的。

修复一段羞耻的回忆

当你回忆起童年或者最近发生的事件时，你可能会想起一些让你感到羞耻的事情。不要试图忘记这些事情，相反的，尝试着修复这样的回忆，帮助自己更好地理解过去发生的事情并从中学习。

时间：10 分钟。

形式：书面练习。

说明：对下列问题做出回应。

让你感到羞耻的记忆是什么？

_____

_____

_____

记下你所记得的关于当时情况的一切内容。你当时在哪里？你当时在做什么？发生了什么？还有谁在那里？他们说了什么或者做了什么？

_____

_____

_____

是什么引发了你的羞耻感？

_____

_____

_____

当你感到羞耻时,你的身体有什么感觉?

_____

_____

_____

你做了什么来回应这种羞耻感?

_____

_____

_____

你对自己的基本看法是否准确?你如何能以不同的方式看待当时的事情?你能不能对当时的自己多一点同情心?如果你的朋友或者亲人发生了类似的情况,你会对他们说什么?你会对当时的自己说什么?

_____

_____

_____

_____

_____

_____

_____

　　在分析了使你感到羞耻的情况后,你将更好地了解使你感到羞耻的诱发因素和后果,然后便能开始解决与该情况相关的消极想法。每个人都有独特的诱发因素,关键是要找出你自身羞耻感的诱发因素,这样你就能找到羞耻感来源。

学习总结

　　愧疚和羞耻是沉重的感觉。没有人愿意一直体验这样的感觉。但正如你所了解的一样,尽管它们很不舒服,我们仍需要经常去感受它们。如果你感受到过度的或者不合理的愧疚感与羞耻感,我们可以使用一些技巧来解决它们,让自己感觉更好。愧疚感通常在我们过度放纵、做了不好的事情或不周到的事情后产生,他人或者自己有意的诱导同样能使我们感到愧疚。现在,你学习到了应对以上所有情况的方法。你现在知道了表达羞耻感的重要性,如果你感受到了羞耻,你需要探究羞耻感的来源、质疑错误的信念并保持脆弱。翻开本章,回顾你的练习条目。思考你在每个练习中的经验。回答以下问题:

　　哪些练习最有帮助,为什么?

_____

_____

_____

　　你最不喜欢哪项练习? 你需要再试一次吗?

_____

_____

_____

　　你有没有跳过任何练习? 为什么?

_____

_____

_____

你从本章学到的最有价值的东西是什么?

_____

_____

_____

你还需要在哪些方面下功夫?

_____

_____

_____

你将采取的下一个行动是什么,你将在何时采取这个行动?

_____

_____

_____

应对源源不断的 06
欲望

　　欲望是自然的冲动，但如果你不能控制它们，而是过度沉迷于它们，欲望就会变得危险。对许多人来说，应对欲望是一场持续的斗争。请记住，无论欲望有多强烈，它都会过去。无论是对食物、药物、酒精，还是其他东西的欲望，所有的欲望在一开始可能会越来越强烈，但达到顶峰后会逐渐减弱。如果你在应对和克服欲望方面有困难，你可以在这章中学到很多。你越是能够克制欲望，不对它们采取行动，你就越有信心在未来克服它们。在你学习处理欲望的技能时，可以向值得信赖的朋友或家人寻求帮助。如果你的欲望已经成瘾，除了使用这本书，寻求治疗师的帮助也是非常重要的。

　　欲望或多或少与我们的基本需求相关。按理来说，大脑的某些区域与我们满足欲望时的经历有关。多巴胺是大脑中的一种与快乐的感觉有关的重要物质，我们渴望那些引起多巴胺增加的东西，因为它使我们感觉良好。你可以通过食物、性、冒险、某些物质、令人愉快的活动等多种途径释放多巴胺并随之感到愉悦。多巴胺释放得越多，你就越有可能想再次参与该活动。因此，稍不留神你就会发现自己通过过度做某些事情来追逐多巴胺的释放。

　　科学家认为，被成瘾行为(如食物、性、毒品成瘾等)所困的人之所以渴望这些成瘾物，是因为它们使成瘾者的身体产生更多的多巴胺。同样，催产素也被认为在我们大脑的"奖励中枢"发挥了作用。因此，人们对催产素在成瘾方面的作用越来越感兴趣。无论你的欲望是日常级别的还是更严重的，练习 CBT 技能可以帮助你控制它们。

对食物的欲望

　　如果你发现自己即使不饿也在不由自主地吃东西，你并不是特例。很多人有类似的问题。学会倾听自己内心的声音，了解哪些因素会影响你对食物的欲望，这一点至关重要。压力等情绪会影响人对食物的欲望。有些人压力大的时候暴饮暴食，忽视身体的饥饿和饱腹感，即使吃饱了仍然继续吃。另一些人由于食欲低下、焦虑或压力反应引起的胃蠕动减慢而进食不足。这里的解决方案是专注于减少你的压力水平，而不是陷入暴饮暴食，让你的饮食模式正常化。

　　谨慎对待饮食时尚，不要陷入危险的"饮食文化"，这种文化高度重视体重、体型和尺寸，而忽略了人的健康或情感。事实上，身材并不总是能预测健康状况，但执着地专注于某种身材容易导致心理问题。换句话说，对吃什么和吃多少的刻板要求会导致饮食紊乱和其他心理障碍，如抑郁症和自卑感。与其追逐最新的饮食时尚，不如专注于建立自己的个性化健康饮食计划。

　　很多希望建立健康饮食习惯的人都在练习"直觉饮食"。直觉饮食哲学认为，当你到了过度饥饿的地步，你的头脑就无法理性地选择应该吃什么。所以尊重身体的信号，在饥饿时进食是至关重要的。换句话说，如果你想吃，就吃吧。相信你的本能和直觉，在你感到饥饿的时候进食。只要确保你知道自己在吃什么和为什么吃。注意你对食物的欲望并且思考它们从何而来。仔细斟酌吃什么和吃多少。这章的一些练习可以帮助你对抗对食物的欲望。

评估你的饥饿感

　　你可能没有认识到身体的饥饿感和饱腹感。人体饥饿或饱腹状态下会有一些生理信号。如果你长期忽视这些信号，可能不太容易识别这些信号。如果你曾经限制饮食或暴饮暴食，你可能不记得或没有掌握怎样的感觉是适度的饥饿或饱腹。这就是饥饿感评估表的用处。

　　时间：10~15 分钟。

　　形式：观察。

　　说明：为了提高对饥饿和饱腹感的感知，并为学习正念饮食奠定基础，请做以下练习。

　　1.在你坐下来吃饭之前，用包含数字 0 到 10 的评估表来评价你的饥饿程度

（10 为最饿）。

2.进餐当中,再次评估你的饥饿程度。

3.进餐过后,给你的饥饿程度做最后的评估。

越经常练习评估饥饿感,你就越能学会解释身体向你发出的信息。这包括当你感到饥饿时吃多少(基于你实际感到的饥饿程度),以及何时停止进食(当你实际感到饱了)。

你从这次经历中学到什么?

_____

_____

_____

就餐之前先平静心态

饥饿的感觉可能由压力、焦虑或抑郁等情绪诱发。要保证精力充沛和高效必须保证营养。但是在压力、焦虑或抑郁的状态下吃东西可能产生对你不利的影响——不论是在情绪上(你可能最终感到内疚)还是在生理上(你可能最终感到疲惫或缺乏动力)。此外与压力有关的紧张会使你有不愉快的进餐经历。在你开始吃东西之前,花一些时间来平静你的身心。这个练习的目的是通过关注你吃的食物,减少产生消化问题的可能,并将吃饭与愉快的感觉联系起来,从而提高进餐的质量。

时间:5~10 分钟。

形式:观察和书面练习。

说明:不要一拿到食物就立即进食,而是尝试以下练习。

1.注意你的感觉并做记录:

_____

_____

_____

2.设置一个 5 分钟的定时器。坐在椅子上,闭上眼睛,做几次缓慢的深呼吸。每次吸气时,感受肌肉的紧张;每次呼气时,释放紧张感。从头部、面部和颈部的肌肉开始,一组肌肉一组肌肉往下练习,直到足部的肌肉。

3.当定时器响起时,记下你的感觉。识别出现的任何认知歪曲,并再次重塑它们:

_____

_____

_____

4.专注于你的食物并享受它,注意吃多少才能满足你的饥饿感。

尝试"葡萄干冥想"

"葡萄干冥想"是一种很好的方法,可以在吃东西时放慢速度并集中精力,更好地了解自己的欲望。虽然你可以选择任何你喜欢吃的简单食物来做这个练习,但葡萄干是一个很受人喜欢的选择。本项练习任务是用心吃一颗葡萄干。

时间:5~10分钟。

形式:正念(集中注意力)及书面练习。

说明:拿一盒葡萄干,坐在桌前,取出一颗葡萄干,做以下活动。

1.捏住一颗葡萄干并专注观察。

2.假设你是第一次看到一颗葡萄干:研究它的颜色和纹理;闻它的气味;观察它的形状。在你的指间滚动葡萄干。闭上眼睛倾听你手指挤压葡萄干的声音。你现在正在调动你所有的感官。这时候你可能会流口水。

3.把葡萄干放进嘴里,但不要咬它。只是用你的舌头感觉它。当你用舌头移动它的时候,把注意力集中在葡萄干在嘴里的感觉。然后慢慢地、有意识地把它移到你的后槽牙上,咬一口。注意发生了什么。品尝它的味道。

4.慢慢地咀嚼,注意它的味道在你的口腔里扩散。你舌头的哪个部位首先体验到这种味道?接下来是哪里?体验咀嚼的声音和动作,以及与吃葡萄干有关的其他一切感觉。当你准备好时,慢慢吞咽。

5.在你吃完葡萄干后,反思一下这次经历。回答以下问题。

你从葡萄干冥想中学到什么?

_____

_____

_____

在用心吃一颗葡萄干的过程中,有什么让你感到惊讶的吗?

_____

_____

_____

你吃的时候有什么感觉?

_____

_____

_____

你的脑海中闪过什么想法?

_____

_____

_____

关于对食物的欲望,从这次经历中你学到了什么?

_____

_____

_____

沉默地进餐

想在进餐时进行社交沟通是很自然的。当你和你的朋友一起出去吃饭,或者进行家庭聚餐,你和你爱的人坐在一起谈论当天的事件。这固然是一种很好的沟通体验,但其他方式也可以帮助你享受食物,使你更多地意识到自己在吃什么和为什么吃,这可以帮助你更好地理解你对食物的欲望。沉默地进餐就是其中之一。

时间:5~10分钟。

形式:正念(集中注意力)及书面练习。

说明:体验一次沉默进餐。关掉收音机、电话或电视,并且让和你一起吃饭的人知道,你们可以稍后再进行精彩的交谈。

在你吃饭的时候，保持沉默。开始你可能感到奇怪，但你可能很快发现沉默会带来新鲜和放松的感觉。当你完全专注于食物时，你将注意力全部放在吃饭的行为上。如果消极的想法突然出现，注意它们，但随后将注意力重新集中到吃饭上。

如果后来你再次渴望食物，可以提醒自己集中注意力，并问自己如果向欲望屈服是否会产生同样的效果。

回答以下问题：

你认为在沉默的用餐过程中会发生什么？

_____

_____

_____

实际发生了什么？描述一下你的经历。

_____

_____

_____

提示：如果你的家人通常在一起进餐，你可以把这变成一个有趣的游戏。第一个说话的人必须收拾碗筷！如果你一个人住，可以把这个练习转变为在黑暗中吃一整顿饭（不过要小心热的食物）。

不要评判你的欲望

很多人都因为饮食模式相关的问题感到困扰。来自社会的巨大压力要求我们吃正确的东西，同时对什么是"正确的东西"意见五花八门。你渴望的食物可能提醒你需要某种营养物质。例如，与其把你对咸味薯片的欲望评判为不好的或脆弱的，不如想想你的饮食含钠量是否太低。了解你身体需要什么，不需要什么。如果你不确定自己对食物的选择是否正确，你可以咨询营养师。

时间：10~15分钟。

形式：正念（集中注意力）。

说明：花点时间注意到你对某种特定食物的欲望。你不必马上对这种欲望做出反应。一定不要冲动行事，等待5分钟。

如果欲望持续存在,问自己:"如果我对这种欲望做出回应,之后我会有什么感觉?"如果你认为感觉不会很好,但你仍然想要吃,不要评判自己。并非所有的食物欲望都是坏事。你的身体可能需要这些营养物质。考虑是否有一种替代食物可以帮助你满足你的身体,并且如果你吃这种替代食物可能让你感觉良好。

无论你是否决定吃你渴望的食物,经历这个过程有助于你做出明智的选择。如果你选择吃你渴望的食物,就像对待朋友那样礼貌,不对自己进行批判。提醒自己正在尽最大努力管理对食物的欲望并关注健康。

处理欲望的一般方法

到目前为止,我们已经重点关注了对食物的欲望,但人们可能渴望各种各样的东西。无论你是在与食物还是其他事物做斗争,你都可以培养一些技能来对抗你的欲望。你刚刚练习的集中注意力就是其中之一。

正念教我们停留在当下,不加评判地观察我们内心和周围发生的事情。正念已被证明可以帮助人们管理焦虑,增强个人对其行为选择的意识。它还有助于调节情绪和改善整体健康状况。目前已有越来越多的研究证明正念具有强大的作用,几乎可以对我们生活的各个方面产生积极影响。你可以通过每天只静坐几分钟,观察你的想法、情绪和感觉来练习正念,或者你可以做一个步行的正念练习,关注你周围的环境。实际上你可以通过集中注意力地做任何活动来练习正念。重要的是练习不加判断地活在当下。一旦你开始对正念练习感到舒服,你可以增加每次正念练习的频率和时间,并逐渐将其应用于更有挑战性的情况(例如,负面情绪和欲望)。

让我们来探讨正念和其他技术如何帮助你应对你的欲望。

首先使用 S.T.O.P.技术

与其向欲望屈服,不如使用 S.T.O.P.技术来确定欲望的起源。S.T.O.P.技术代表停止、深呼吸、观察和继续。心理学家 Elisha Goldstein 开创了这种技术,使用基于正念的做法来帮助你回到当下。当你花时间进行 S.T.O.P.技术时,你的思维会更加清晰,你可以在这种清晰的基础上做出选择。

时间:5~10 分钟。

形式:正念(集中注意力)和书面练习。

说明:下次当你发现自己渴望得到什么并想屈服于欲望时,请做以下事情。

1.停止(Stop):不管你在做什么,停下来。

2.深呼吸(Take a deep breath):呼吸带你进入当下。

3.观察(Observe):看看你周围观察发生了什么。感受你的内心世界。注意你在想什么和你的感觉。问自己,"我在想什么?欲望在催促我做什么?如果我对这种冲动采取行动会发生什么?"

4.继续(Proceed):继续做你正在做的事。

当欲望来临的时候,保持清醒的头脑可以帮助你减少自我伤害行为的可能。

当你尝试 S.T.O.P.技术时,你对自己的欲望有什么发现?

_____

_____

_____

延迟对欲望采取行动

当你处于欲望之中时,会感到难以置信的巨大压力。这些冲动如此强烈,原因之一是你对它们的关注。与其对欲望采取行动,不如试着推迟它,即使推迟很短的时间。当你发现对欲望推迟采取行动是有可能的,你会更有信心再次延迟行动。当另一个突然的欲望到来时,你可以提醒自己过去有能力克服这种冲动。这样,你就在训练你的大脑忍受强烈的欲望。等待欲望消除是一个很好的处理方法。

时间:10~15 分钟。

形式:正念和书面练习。

说明:当你感觉到欲望来临的时候,做以下事情来延迟采取行动。

1.有意识地做几次深呼吸。

2.环顾房间,选择你能看到的 5 样东西,并大声说出它们的名字。

3.当你环顾房间时,也要观察你身体的感觉,让你的肌肉放松。

4.在观察你身体感觉的同时,数数,数到 10。随着时间的推移,这种欲望可能会越来越少、越弱。

5. 5 分钟后,检查一下自己。如果你注意到欲望不那么强烈或已经过去了,祝贺你自己。如果没有,请重复练习!

做完这个活动后,请回答以下问题:

你渴望的是什么?

_____

_____

_____

延迟对欲望采取行动,你注意到自己的身体有什么反应?

_____

_____

_____

是否有任何认知歪曲出现?如果有,请重塑这些认知。

_____

_____

_____

欲望是否过去了或变得不那么强烈了?如果没有,为什么没有?如果有,什么行为是有帮助的?

_____

_____

_____

分散注意力或离开当前环境

尤其是当强烈的欲望突然出现时,它似乎已经占据了你的身心,以至于你感到无法控制。在突如其来的冲动中,你可以做一些事情来帮助自己。如果冲动强烈得无法抵制,可以分散注意力甚至必要时离开这个环境。在许多情况下,回避或逃避是没有效果的,但在这种情况下,这是完全可以的! 因为你在保护自己。

时间: 15~20 分钟

形式：行为活动和书面练习。

说明：下次当你遇到强烈的欲望时，如果可能的话，离开当前环境以远离触发因素，使你更难获得你所渴望的东西。例如，你在杂货店里，周围都是你想买回家狂吃的食物，你开始感到无法控制自己不从货架上拿起这些食物。

首先，提醒自己，你可以控制自己的行为。然后走出去散散步。通过离开这种环境，你把控制权掌握在自己手中。此外，环境的改变可以让你的大脑重新调整，帮助你从痛苦的感觉中转移注意力。

如果你无法离开当前环境，可以做一些其他事情来转移注意力。看电视、听音乐、玩游戏和给朋友打电话等。分散注意力并不总是一件坏事。在内心挣扎的时候，转移注意力是有帮助的。转移注意力并不是软弱无能；相反，你是在进行自我照顾。

列出 3~5 个当面临强烈的欲望时，你可以使用的分散注意力的方法。

1._____

2._____

3._____

4._____

5._____

脱离欲望

欲望的体验是一种不舒服的感觉，似乎你做其他任何事情都不能满足这种冲动。但事实上，你可以用其他事情代替自我伤害的行为。管理诱因的 3 个方法是：避免诱因、改变诱因或尝试其他替代品。

时间：15~20 分钟。

形式：行为活动和书面练习。

说明：一旦你注意到某种欲望的出现，就用有益于长期健康的事情替代这种冲动。例如，你有控制饮酒冲动的问题，第一步是避免轻易接触到酒（如不要在家里放酒）。接下来，如果你有饮酒的冲动，可以尝试替代性的饮料，如无酒精鸡尾酒、气泡水、一杯茶，或其他健康且让你感觉良好的饮料。这些虽然不是酒，但不会对你的身心健康造成伤害。

锻炼也是一个不错的选择，因为它不仅使人难以放纵欲望，而且还能通过多巴胺分泌的增多来提供自然的兴奋(但开始锻炼之前请咨询医生,确保身体条件允许)。

　　为不健康的欲望准备一份健康替代品的清单会很有用,这样你就不必在欲望袭来时花很多时间思考用什么来替代。使用下面的表格,为你渴望的东西找出健康的替代品。你可以为一种渴望的东西准备几种替代品。

渴望的东西	替代物

　　现在你有了一个健康的替代解决方案,当你感到突然的冲动时,你可以利用它们。把这份清单拍下来随身携带,这样无论何时何地,当纠结于某种欲望时随时可以提醒自己。

平息对肾上腺素飙升的欲望

　　有时人们渴望在从事某种特定活动或使用某种物质时获得肾上腺素飙升的感觉。当你兴奋或害怕时体内就会出现肾上腺素。一旦肾上腺素进入血液,你的心脏加速跳动,手掌可能会出汗,你可能会感觉兴奋不已。渴望这种感觉的人似乎总是在追寻下一次刺激。有些人可能从事惊险的活动,如极限运动,或追求紧张的工作,如院前急诊医疗技术员,而其他人可能选择一些自我伤害的行为。

　　寻求刺激是可以的, 但不要伤害自己。渴望肾上腺素飙升体验的人有时会难以接受平庸的生活,并可能让自己陷入药品滥用等问题。事实上,一篇 2014 年发表在《物质滥用与康复》(*Substance Abuse and Rehabilitation*)上的研究表明,寻求刺激的运动员和药物滥用者的大脑有很多相似之处。

情景化想象宁静的场所

　　引导想象是一种技术,可以使你追逐肾上腺素飙升的念头平息下来。想象自己处于一个宁静的地方,如海洋或雨林。你可以自己做,也可以在叙述者的帮助下进行情景化想象。你可以在有声读物中找到引导式情景化想象的资源。在这个练习中，我们选择海洋作为想象的地点，你将进行自我引导。

时间： 15~20 分钟。

形式： 情景化想象。

说明： 自我引导情景化想象，然后回答后面列出的问题。

1.找一个你可以独处的地方，设置一个定时器。

2.把自己安顿舒服并闭上眼睛。

3.想象自己处于温暖的沙滩，躺在一张舒适的毯子上。体会阳光照在你皮肤上的感觉。倾听你周围的声音：海浪拍打岸边，海鸥在头顶鸣叫。闻一闻，尝一尝咸咸的空气。

4.在这个想象空间中放松，直到定时器响起。

写下冥想给你带来的感觉，并记下你产生的任何无意识的想法。

_____

_____

_____

尝试低强度的运动

寻求肾上腺素飙升感觉的人常常通过高强度的运动来获得这种感觉。这听起来可能有悖常理，但当你出现这类欲望时，从事相反类型的运动可以帮助你掌控局面。低强度的运动将迫使你的大脑冷静下来，并训练大脑愉悦地欣赏脚踏实地的感觉。

时间： 30~60 分钟。

形式： 体育运动和书面练习。

说明： 选择一项你认为自己会喜欢的低强度运动来代替刺激的活动。这里有 2 个选择：

➤ **瑜伽：** 瑜伽是一种非常好的低强度运动。追求肾上腺素飙升感会给身体带来很大的压力。而当你练习瑜伽时，会强化你的身心。根据 2011 年发表在《国际瑜伽杂志》（*International Journal of Yoga*）上的研究，定期练习瑜伽可以平衡肾上腺系统，使肾上腺更健康，这可以帮助遏制你对肾上腺素飙升活动的欲望。肾上腺过度活跃会对你的整个机体系统造成负担。瑜伽有助于学习促进身心联系的新技能。发表在《生命的古老科学》(*Ancient Science of Life*)上的一项研究发现,当你学习新的瑜伽姿势时,下丘脑的活动度降低。下丘脑是大脑的一部分,负责情感表达。

➤ **太极**:这种非竞争性的武术可以帮助练习者达到身心协调。太极拳有许多不同的动作需要学习,而且一个动作接着下一个动作;你的身体总是在运动,这就要求你注意力非常集中。太极拳有各种各样的风格。它帮助人们保持身心健康,是一种可以把能量转换为结合冥想和技能的武术。

下次你发现自己渴望刺激时,列出你可能想尝试的低强度运动或活动,并评估每项运动对你的帮助有多少。

_____

_____

_____

_____

_____

_____

_____

挖掘感官记忆

演员有时用这种练习来进入角色,挖掘感官记忆可以帮助你学会平静你的身心。它包括记忆与个人物品相关的身体感觉。感官记忆利用情感体验来产生特定的感觉。有时,你的肾上腺素飙升状态被诱发,你很难从那种高涨的情绪中冷静下来,但通过这个练习,你可以通过回忆愉快的感觉,帮助自己回到平静的状态。

时间:10~20 分钟。

形式:情景化想象和书面练习。

说明:如果你紧张到无法想象放慢速度,请深呼吸,然后做以下练习。

1.在脑海中唤起快乐或平静的回忆。

2.当你想到那段愉快的记忆时，握住或想象握住一件对你来说很珍贵的、与那段记忆有关的物品。它可以是童年时期的东西也可以是最近的东西。例如，你有和亲人一起烤饼干的美好回忆，你可以设想手里拿着一团饼干面团，闻着烤制饼干的味道。

3.设想自己握着或把玩这件东西。注意这段记忆是否能唤起你温暖的情感。

4.这样做 10~15 分钟，然后对以下问题做出回应：

什么物品能让你产生快乐或平静的感觉？

_____

_____

_____

_____

描述一下与之相关的记忆。

_____

_____

_____

_____

做完这个活动后，你有什么感觉？

_____

_____

_____

_____

学习总结

　　无论你渴望什么,你现在都有不同的技巧来帮助你控制这种欲望。第一步是提高你的意识和正念技能。这将帮助你了解如何应对欲望。无论是对欲望推迟行动,还是完全远离它,选择权都回到了你的手中。转移注意力有助于控制欲望,用你觉得愉快的、健康的东西来代替也有助于控制欲望。翻开本章回顾你的练习条目。思考你在每个练习中的经验。回答以下问题:

　　哪种练习对你帮助最大,为什么?

_____

_____

_____

　　哪种练习你最不喜欢? 你还需要再试一次吗?

_____

_____

_____

　　你有没有跳过任何练习? 为什么?

_____

_____

_____

　　你从本章学到的最有价值的经验是什么?

_____

_____

_____

你还需要在哪些方面继续努力?

你将采取的下一个行动是什么,什么时候行动?

　　祝贺你已经看到了这本书的结尾了！很高兴你能读完它。希望你现在对书中描述的方法有了初步的掌握。随着时间的推移和不断地练习，使用这些方法将帮助你纠正消极思维，并改变你的感受和行为模式。请记住，你可以不时地重温这些章节进行复习。CBT 教给你的这些方法可以伴你一生并应用于你所经历的任何情况——但你需要熟练掌握。

　　相信你现在已经掌握了一套强大、全面的认知行为治疗方法。但只把它放在你的书架或床头柜上是没有用的！你需要练习、犯错误，然后继续练习。希望这本书能解放你的自我意识，同时建立在日常生活中实践 CBT 的信心。祝愿你可以拥有积极的思维，并获得应对挑战、纠正认知歪曲和改变问题行为的力量。

十大认知歪曲

1. "全或无"思维

2. 过度概括

3. 心理过滤

4. 否认积极性

5. 妄下结论

6. 夸大化或最小化

7. 情绪化推理

8. "应该"的说法

9. 贴标签和错误标签

10. 个人化

资　源

网站

贝克认知行为疗法研究所——工具和资源：BeckInstitute.org/tools–and–resources

美国国家精神疾病联盟：NAMI.org

认知行为疗法学会：AcademyOfCT.org

美国焦虑症和抑郁症协会（ADAA）：ADAA.org

行为与认知治疗协会：ABCT.org

临床干预中心：CCI.health.wa.gov.au/Resources/Looking–After– Yourself

Simon Rego 博士的网站：SimonRego.com

推荐阅读

The ACT Workbook for Depression and Shame: Overcome Thoughts of Defectiveness and Increase Well-Being Using Acceptance and Commitment Therapy by Matthew McKay, Michael Jason Greenberg, and Patrick Fanning. Oakland, CA: New Harbinger Publications, 2020.

Anger Control Workbook: Simple, Innovative Techniques for Managing Anger and Developing Healthier Ways of Relating by Matthew McKay and Peter Rogers. Oakland, CA: New Harbinger Publications, 2000.

The Assertiveness Workbook: How to Express Your Ideas and Stand Up for Yourself at Work and in Relationships by Randy Paterson. Oakland, CA: New Harbinger Publications, 2000.

The Beck Diet Solution: Train Your Brain to Think Like a Thin Person by Judith S. Beck. Birmingham, AL: Oxmoor House, 2008.

Cognitive Behavioral Therapy Made Simple: 10 Strategies for Managing Anxiety, Depression, Anger, Panic, and Worry by Seth Gillihan. Emeryville, CA: Althea Press, 2018.

Cognitive Behavior Therapy: Basics and Beyond, 3rd Edition by Judith S. Beck. New York: The Guilford Press, 2011.

The Cognitive Behavioral Workbook for Weight Management: A Step-by-Step Program by Michele Laliberte, Randi E. McCabe, and Valerie Taylor. Oakland, CA: New Harbinger Publications, 2009.

End Emotional Eating: Using Dialectical Behavior Therapy Skills to Cope with Difficult Emotions and Develop a Healthy Relationship to Food by Jennifer Taitz. Oakland, CA: New Harbinger Publications, 2012.

Feeling Good: The New Mood Therapy by David D. Burns. New York: William Morrow and Company, 1980.

The Gratitude Project: How the Science of Thankfulness Can Rewire Our Brains for Resilience, Optimism, and the Greater Good by Jeremy Adam Smith, Kira Newman, Jason Marsh, and Dacher Keltner. Oakland, CA: New Harbinger Publications, 2020.

How to Accept Yourself: Overcoming Common Problems by Windy Dryden. London: Sheldon Press, 1999.

Mastery of Your Anxiety and Panic: Workbook by David H. Barlow and Michelle G. Craske. New York: Oxford University Press, 2007.

Mind Over Mood: Change How You Feel by Changing the Way You Think by Dennis Greenberger and Christine A. Padesky. New York: The Guilford Press, 2016.

Overcoming Depression One Step at a Time: The New Behavioral Activation Approach to Getting Your Life Back by Michael E. Addis and Christopher R. Martell. Oakland, CA: New Harbinger Publications, 2004.

The Relaxation and Stress Reduction Workbook by Martha Davis, Elizabeth Robbins Eshelman, and Matthew McKay. Oakland, CA: New Harbinger Publications, 2019.

The Seven Principles for Making Marriage Work: A Practical Guide from the Country's Foremost Relationship Expert by John M. Gottman and Nan Silver. New York: Harmony Books, 1999.

Ten Days to Self-Esteem by David D. Burns. New York: HarperCollins Publishers, 1993.

The 10-Step Depression Relief Workbook: A Cognitive Behavioral Therapy Approach by Simon Rego and Sarah Fader. Emeryville, CA: Althea Press, 2018.

参考文献

The Albert Ellis Institute. "Rational Emotive Behavior Therapy." Accessed March 8, 2021. Albert Ellis.org/rebt-cbt-therapy.

Beck, Aaron T. *Cognitive Therapy and the Emotional Disorders*. New York: Penguin Group, 1979.

Beck Institute. "What Is Cognitive Behavior Therapy (CBT)?" Accessed March 8, 2021. BeckInstitute.org/get-informed/what-is-cognitive-therapy.

Burns, David D. *The Feeling Good Handbook: Using the New Mood Therapy in Everyday Life*. New York: William Morrow and Company, 1989.

Burns, David D. *Feeling Good: The New Mood Therapy*. New York: William Morrow and Company, 1980.

Chapman, Benjamin P., Kevin Fiscella, Ichiro Kawachi, Paul Duberstein, and Peter Muennig. "Emotion Suppression and Mortality Risk Over a 12-Year Follow-up." *Journal of Psychosomatic Research* 75, no. 4 (October 2013): 381–385. doi: 10.1016/j.jpsychores.2013.07.014.

Chapman, Gary. *The Five Love Languages: How to Express Heartfelt Commitment to Your Mate*. Chicago: Northfield Publishing, 1995.

Cherry, Kendra. "Psychologist Aaron Beck Biography: Founder of Cognitive Therapy." *Verywell Mind*. May 16, 2020. VerywellMind.com/aaron-beck-biography-2795492.

Cherry, Kendra. "What Is Cognitive Behavioral Therapy (CBT)?" *Verywell Mind*. Last modified June 13, 2020. VerywellMind.com/what-is-cognitive-behavior-therapy-2795747.

Cognitive Behavior Therapy Los Angeles. "Mindfulness STOP Skill." Accessed March 8, 2021. CogBTherapy.com/mindfulness-meditation-blog/mindfulness-stop-skill.

Congdon, Luis. "The One Thing Any Couple Can Do for Better Connection and Intimacy." *The Gottman Institute* (blog). March 7, 2017. Gottman.com/blog/the-one-thing-any -couple-can-do-for-better-connection-and-intimacy.

Cuijpers, Pim, Marit Sijbrandij, Sander L. Koole, Gerhard Andersson, Aartjan T. Beekman, and Charles F. Reynolds III. "Adding Psychotherapy to Antidepressant Medication in Depression and Anxiety Disorders: A Meta-analysis." *World Psychiatry* 13, no. 1 (2014): 56–67. doi: 10.1002/wps.20089.

DeRubeis, Robert J., Greg J. Siegle, and Steven D. Hollon. "Cognitive Therapy Versus Medication for Depression: Treatment Outcomes and Neural Mechanisms." *Nature Reviews Neuroscience* 9, no. 10 (September 2008): 788–796. doi: 10.1038/nrn2345.

Elisha Goldstein. "Mindfulness." *Mindfulness & Psychotherapy* (blog). Accessed March 8, 2021. ElishaGoldstein.com/mindfulness.

Harvard Health Publishing. "Understanding the Stress Response: Chronic Activation of This Survival Mechanism Impairs Health." Last modified July 6, 2020. Health.Harvard.edu /staying-healthy/understanding-the-stress-response.

Hedman Erik, Cristina Botella, and Thomas Berger. "Internet-Based Cognitive Behavior Therapy for Social Anxiety Disorder." In: Nils Lindefors and Gerhard Andersson, eds. *Guided Internet-Based Treatments in Psychiatry*. Cham, Switzerland: Springer, 2016. doi: 10.1007 /978-3-319-06083-5_4.

Kaczkurkin, Antonia N., and Edna B. Foa. "Cognitive-Behavioral Therapy for Anxiety Disorders: An Update on the Empirical Evidence." *Dialogues in Clinical Neuroscience* 17, no. 3 (September 2015): 337–346. doi: 10.31887/DCNS.2015.17.3/akaczkurkin.

Krishnakumar, Divya, Michael R. Hamblin, and Shanmugamurthy Lakshmanan. "Meditation and Yoga Can Modulate Brain Mechanisms That Affect Behavior and Anxiety—A Modern Scientific Perspective." *Ancient Science of Life* 2, no. 1 (April 2015): 13–19. doi: 10.14259/as.v2i1.171.

Lisitsa, Ellie. "The Four Horsemen: Criticism, Contempt, Defensiveness, and Stonewalling." *The Gottman Institute* (blog). April 23, 2013. Gottman.com/blog/the-four-horsemen-recognizing -criticism-contempt-defensiveness-and-stonewalling.

Loerinc, Amanda G., Alicia E. Meuret, Michael P. Twohig, David Rosenfield, Ellen J. Bluett, and Michelle G. Craske. "Response Rates for CBT for Anxiety Disorders: Need for Standardized Criteria." *Clinical Psychology Review* 42 (December 2015): 72–82. doi: 10.1016/j.cpr .2015.08.004.

Medical University of Vienna. "Dopamine: Far More than Just the 'Happy Hormone.'" Science-Daily. August 31, 2016. ScienceDaily.com/releases/2016/08/160831085320.htm.

Michl, Louisa C., Katie A. McLaughlin, Kathrine Shepherd, and Susan Nolen-Hoeksema. "Rumination as a Mechanism Linking Stressful Life Events to Symptoms of Depression and Anxiety: Longitudinal Evidence in Early Adolescents and Adults." *Journal of Abnormal Psychology* 122, no. 2 (May 2013): 339–352. doi: 10.1037/a0031994.

Monell Chemical Senses Center. "Images of Desire: Brain Regions Activated by Food Craving Overlap with Areas Implicated in Drug Craving." ScienceDaily. November 11, 2004. ScienceDaily.com/releases/2004/11/041108025155.

National Domestic Violence Hotline. Accessed March 8, 2021. TheHotline.org.

O'Neill, Shannon. "Shame Is in the Eye of the Beholder." The Albert Ellis Institute. January 2, 2015. AlbertEllis.org/shame-eye-beholder.

The Original Intuitive Eating Pros. "10 Principles of Intuitive Eating." Accessed March 8, 2021. IntuitiveEating.org/10-principles-of-intuitive-eating.

Pappas, Stephanie. "7 Ways Friendships Are Great for Your Health." LiveScience. January 8, 2016. LiveScience.com/53315-how-friendships-are-good-for-your-health.html.

Paterson, Randy. *The Assertiveness Workbook: How to Express Your Ideas and Stand Up for Yourself at Work and in Relationships.* Oakland, CA: New Harbinger Publications, 2000.

Raevuori, Anu, Danielle M. Dick, Anna Keski-Rahkonen, Lea Pulkkinen, Richard J. Rose, Aila Rissanen, Jaakko Kaprio, Richard J. Viken, and Karri Silventoinen. "Genetic and Environmental Factors Affecting Self-Esteem from Age 14 to 17: A Longitudinal Study of Finnish Twins." *Psychological Medicine* 37, no. 11 (November 2007): 1625–1633. doi: 10.1017/S0033291707000840.

Reardon, Claudia L., and Shane Creado. "Drug Abuse in Athletes." *Substance Abuse and Rehabilitation* 5 (2014): 95–105. doi: 10.2147/SAR.S53784.

Rettner, Rachael. "Want to Live Longer? Get Some Friends." LiveScience. July 27, 2010. LiveScience.com/6769-live-longer-friends.html.

Romero-Martínez, A., M. Lila, S. Vitoria-Estruch, and L. Moya-Albiol. "High Immunoglobulin A Levels Mediate the Association between High Anger Expression and Low Somatic Symptoms in Intimate Partner Violence Perpetrators." *Journal of Interpersonal Violence* 31, no. 4 (February 2016): 732–742. doi: 10.1177/0886260514556107.

Trauer, James M., Mary Y. Qian, Joseph S. Doyle, Shantha M. W. Rajaratnam, and David Cunnington. "Cognitive Behavioral Therapy for Chronic Insomnia: A Systematic Review and Meta-analysis." *Annals of Internal Medicine*, 163, no. 3 (August 2015): 191–204. doi: 10.7326/M14-2841.